மூளைச்சாவு விவரம்

I0471260

வி.எஸ்.ரோமா

Copyright © V. S. Roma
All Rights Reserved.

This book has been self-published with all reasonable efforts taken to make the material error-free by the author. No part of this book shall be used, reproduced in any manner whatsoever without written permission from the author, except in the case of brief quotations embodied in critical articles and reviews.

The Author of this book is solely responsible and liable for its content including but not limited to the views, representations, descriptions, statements, information, opinions and references ["Content"]. The Content of this book shall not constitute or be construed or deemed to reflect the opinion or expression of the Publisher or Editor. Neither the Publisher nor Editor endorse or approve the Content of this book or guarantee the reliability, accuracy or completeness of the Content published herein and do not make any representations or warranties of any kind, express or implied, including but not limited to the implied warranties of merchantability, fitness for a particular purpose. The Publisher and Editor shall not be liable whatsoever for any errors, omissions, whether such errors or omissions result from negligence, accident, or any other cause or claims for loss or damages of any kind, including without limitation, indirect or consequential loss or damage arising out of use, inability to use, or about the reliability, accuracy or sufficiency of the information contained in this book.

Made with ♥ on the Notion Press Platform
www.notionpress.com

பொருளடக்கம்

1

மூளைச்சாவு

---❧---

1. மூளையால் யோசி

- அ. முத்துலிங்கம்

இன்றைக்கு அவர்கள் வகுப்புக்கு வரும்போது ஒட்டிக்-கொண்டு வந்தார்கள். சமந்தாவும் ஒலேக்கும் காதலர்கள் என்ற விசயம் எனக்கு பல நாட்களாகத் தெரியும். எப்-பொழுது அவர்கள் பிரிவார்கள் என்று காத்துக்கொண்டிருந்த பெண்களில் நானும் ஒருத்தி. ஏனென்றால் ஒலேக் அத்-தனை அழகாக இருப்பான். அவன் உக்கிரேய்ன் நாட்-டுக்காரன். உயரமாக நீலக் கண்களுடன் முடி நெற்றியில் விழுந்து புரள புத்தகப் பையை ஒரு தோளில் தொங்க-விட்டபடி, அப்பொழுதுதான் தூங்கி எழுந்ததுபோல ஆடி அசைந்து வருவான். எங்கள் வகுப்பில் வெவ்வேறு நாடு-களைச் சேர்ந்தவர்கள் படித்தார்கள். பலர் அகதிகளாக கனடாவுக்கு வந்தவர்கள். ஆனால் சமந்தா கனடியப் பெண். அவள் யாரையும் காதலிக்கலாம். ஒலேக் இந்த நாட்டுக்கு அகதியாக வந்தவன். அவனை எங்களுக்கு விட்டுத் தந்-திருக்கலாம். ஆனால் அவர்கள் காதல் இப்போதைக்கு முறிவதாகத் தெரியவில்லை. சமந்தாவுக்கு இது மூன்றாவது காதல். ஒலேக்குக்கு எத்தனையாவதோ தெரியாது. அவன்

வந்து ஒரு வருடம்தான் ஆகிறது.
* * *

கனடாவின் பகல் ஒளி சேமிப்பு நேரம் என்னை குழப்பி-விடும். இன்று இரவு முடியமுன்னரே காலை தொடங்கிவிட்-டது. அம்மா நித்திரை கலையாமல் எழும்பியபோதே ஆரம்-பித்துவிட்டார். அவரிடம் நேற்று முடிக்காத புத்திமதி நிறைய மிச்சம் இருந்தது. 'மூளையால் யோசி' என்றார். ஒரு பெண்-ணுக்கு காரியம் ஆகவேண்டுமானால் இரண்டு வழிகள் உள்ளன. ஒன்று மூளையைப் பாவித்து பெறுவது; மற்றது அவள் உடலில் வேறு ஒன்றை உபயோகித்து காரியத்தை முடிப்பது. அந்த வேறு அங்கம் எதுவென்று அம்மா சொன்-னது கிடையாது. 'நேற்றையப்போல இன்றைக்கும் பிந்தி வராதே. நான் வரமுன்னர் வீட்டைத் துப்புரவாக்கு. பிளேட்-டுகளைக் கழுவி வை. நான் வேலையால் வந்ததும் சமைப்-பேன். நீ வீட்டுப் பாடத்தை செய்யலாம்' என்றார்.

அம்மாவை பார்க்க சில வேளை எனக்கு பாவமாய் இருக்கும். அம்மா கனடாவுக்கு குடிபெயர்ந்த ஒரு வருடத்-தில் நான் பிறந்துவிட்டேன். எனக்கு ஐந்து வயது நடந்-தபோது அம்மா விவாகரத்து பெற்றார். அப்பா சம்பாதித்து வாங்கிய இரண்டு அறை வீடு அம்மாவுக்கு கிடைத்தது. அப்பாவின் பேச்சை நான் எப்ப எடுத்தாலும் அம்மாவுக்கு கோபம் வந்துவிடும். அப்பா இன்னொரு பொம்பிளையுடன் போனதுதான் காரணம்.

அப்பாவை எனக்கு ஞாபகம் இருக்கிறது. என்னை தூக்கி தூக்கி எறிந்து பிடிப்பார். அவர் படுத்திருக்க அவர் நெஞ்சில் இருந்து விளையாடுவேன். ஒருநாள் பார்க்கில் ஊஞ்சல் நெற்றியில் இடித்து துளி ரத்தம் சொட்ட அப்பா என்னை துக்கிக்கொண்டு ஓடினார். அந்தக் காட்சியும் என் மனதில் நிற்கிறது. அடுத்த நினைவு சாப்பாட்டு மேசையில் நாங்கள் சாப்பிட்டுக்கொண்டிருந்தது. அப்பாவுக்கும் அம்மாவுக்கும் இடையில் சண்டை மூண்டுவிட்டது. அப்பா அம்மாவின் தலைமயிரைப் பிடித்து இழுத்து கத்தினார். நான் பயந்து அழுதேன். பக்கத்து வீட்டுக்காரர் தொலைபேசியில்

பொலீஸை அழைக்க அவர்கள் வந்து அப்பாவை கூட்டிச் சென்றார்கள். அதன் பின்னர் அப்பா வரவில்லை. அம்மா வீட்டிலே இருந்த அப்பாவின் படங்களையெல்லாம் அகற்றிவிட்டார். நான் டயரி அட்டையில் அவருடைய படத்தை ஒட்டி வைத்திருக்கிறேன். அது அம்மாவுக்கு தெரியாது. அப்பா வீட்டை விட்டுப்போய் பத்து வருடம் கழிந்தாலும் அவர் முகத்தை அப்படித்தான் நினைவு வைத்திருக்கிறேன்.

* * *

இத்தனை மாதங்களில் இன்றுதான் முதல் முறை ஒலேக் என்னுடன் பேசினான்.. மற்ற மாணவிகள் பொறாமையோடு திரும்பிப் பார்த்தார்கள். 'ஆன்' என்று கூப்பிட்டான். (என்னுடைய பெயர் அனசூயா. நம்பமுடிகிறதா? அம்மா இந்தப் பெயரை எங்கே கிண்டி எடுத்தாரோ தெரியாது. வகுப்பில் என்னை 'ஆன்' என்றே அழைத்தார்கள்.) நான் முதலில் சமந்தாவைப் பார்த்தேன். அவள் கண்கள் எரிந்துகொண்டு இருந்தன. 'ஓ, உன்னுடைய பெயர் ஒலேக் அல்லவா? நீ எங்கள் வகுப்பில்தானே படிக்கிறாய்?' என்றேன். 'என்னை கேலி செய்கிறாய். ஆன், நீதான் எங்கள் வகுப்பில் கெட்டிக்காரி. எனக்கு எப்பொழுது isotope பற்றி சொல்லிக்கொடுக்கப் போகிறாய்?' என்றான். 'நீ எனக்கு என்ன தருவாய் என்பதைப் பொறுத்தது' என்றேன். இன்னும் கொஞ்சநேரம் அவனுடன் பேசியிருக்கலாம். வகுப்பு மணி அடித்துவிட்டது.

* * *

இன்று காலை அம்மா கவலை தோய்ந்த முகத்துடன் காணப்பட்டார். என்ன என்று கேட்கக்கூடாது. கேட்டால் புலம்பலை ஆரம்பித்துவிடுவார். அவராகவே சொல்லத் தொடங்கினார். 'எங்கள் பழைய மனேஜர் போய்விட்டான். இப்ப புதிதாய் ஒருத்தன் வந்திருக்கிறான். இவன் வந்த நாளிலிருந்து என்னை வேலையிலிருந்து நீக்கப் போவதாக பயமூட்டுகிறான். இவனுடைய தொல்லை தாங்க முடியாமல் இருக்கிறது. எனக்கு வேலைக்கு போக விருப்பமில்லை. போகாவிட்டால் இரண்டு பேரும் ரோட்டில்தான் நிற்கவே-

ணும்.' பள்ளிக்கூடம் புறப்பட்டபோது எனக்கு என்ன தோன்-
றியதோ நான் விருந்துகளுக்கு மட்டுமே அணியும் குதி
உயர்ந்த திறம் தோல் பூட்சை அம்மாவுக்கு கடன் கொடுத்-
தேன். அம்மா அதில் ஏறி நின்றபோது உயரமாகவும்
அழகாகவும் தெரிந்தார். அப்படியே அன்று அலுவலகத்-
துக்கு போகப்போவதாகச் சொன்னார். திடிரென்று என்னைக்
கட்டிப்பிடித்து ஒரு முத்தம் கொடுத்தார். நினைத்துப் பார்த்-
தபோது பல வருடங்களுக்குப் பிறகு அம்மா எனக்கு முத்தம்
கொடுத்தது நினைவுக்கு வந்தது. திரும்பி பாராமல் பள்ளிக்கு
ஓடினேன்.

பள்ளிக்கூடத்தில் எனக்கு நல்ல நாளா கெட்ட நாளா
என்பது தீர்மானமாகத் தெரியவில்லை. வகுப்பில் என்னு-
டைய சிநேகிதிகள் என்னைக் கண்டதும் பேச்சை நிறுத்தி-
னார்கள். அது என்னை அமைதியில்லாமல் ஆக்கி மனம்
சோர்ந்துவிட்டது. ராணுவ வீரர்கள் அணிவகுப்பின்போது
தலையை திருப்பி ஒரே திசையில் பார்ப்பதுபோல ஓலேக்
என்னை பார்த்துக்கொண்டே வரிசையில் நடந்தான். நாள்
முடிவுக்கு வரும்வரைக்கும் அவன் பார்த்தது என்னை உற்-
சாகப்பட வைத்தது.
       * * *
இன்றைக்கு பள்ளிக்கூடத்தில் நடந்ததைச் சொன்னால்
யாரும் நம்ப மாட்டார்கள். ஓலேக் கறுப்புக் கண்ணாடி
அணிந்து வந்திருந்தான். என்னுடைய இரண்டு உருவங்கள்
கண்ணாடியில் தெரிந்தன. அவன் அருகில் நெருங்கும்போது
என்னை நானே அணுகுவதுபோல பட்டது. 'கண்ணாடியை
கழற்று' என்றேன். மறுத்துவிட்டான். அவன் சொன்னான்
பழைய காலத்தில் சீனாவில் போர்வீரர்கள் நெஞ்சிலே கண்-
ணாடியை கட்டியிருப்பார்களாம். போரின்போது வீரனை
வாளால் வெட்ட வரும் எதிரி தன் முகத்தை கண்ணாடியில்
பார்த்ததும் வெட்டாமல் மனதை மாற்றிக்கொள்வானாம்.
'நான் உன்னைக் கொல்லப் போகிறேன் என்று நினைக்கி-
றாயா?' என்றேன். 'நீ அதைத்தானே தினம் தினம் செய்கி-
றாய்' என்றான் அவன்.

இடைவேளையின்போது பள்ளிக்கூட விளையாட்டு மைதானத்தை பார்த்த நாங்கள் திகைத்துப்போய் நின்றோம். 300 — 400 கனடிய வாத்துக்கள் 'ங்காஅக், ங்காஅக்' என்று சத்தமிட்டபடி மைதானத்தை நிறைத்து நின்றன. செப்டம்பர் மாதம் பிறந்துவிட்டதால் தெற்கு நோக்கி புலம் பெயர்ந்தவை மைதானத்தில் இறங்கி ஓய்வெடுத்தன. புற்களைத் தின்பதும் பூச்சிகளைப் பிடிப்பதுமாக ஒரே கவனத்தில் இருந்த அவற்றினூடே நடந்தபோது வழிவிட்டனவே ஒழிய பறக்கவில்லை. நான் நடுவில் போய் நின்றதும் என்னை வாத்துகள் சூழ்ந்துவிட்டன. ஒலேக் என்னையும் வாத்துகளையும் செல்போனில் படம்பிடித்தான். தன்னிடம் கனடிய வாத்து பதித்த ஒரு டொலர் நாணயம் இருப்பதாகச் சொன்னதை நான் நம்பவில்லை. கனடாவின் 100வது ஆண்டின்போது விசேடமாக வெளியிட்ட நாணயத்தை அடுத்தநாள் எனக்கு கொண்டுவந்து காட்டுவதாகச் சொன்னான். செய்தாலும் செய்வான்.

* * *

இன்றைக்கு என் வாழ்க்கையில் துக்கமான நாள். நான் பஸ் நிலையத்தில் காத்துக் கொண்டிருந்தபோது ரோட்டின் எதிர்ப் பக்கத்தை பார்த்து திடுக்கிட்டேன். என்னுடைய அப்பாவை பல வருடங்களுக்குப் பின்னர் பார்த்தேன். ஒரு கிழிந்த கோட்டை அணிந்துகொண்டு ஏதோ காசை தேடுவதுபோல குனிந்து தரையைப் பார்த்தபடி நடந்தார். பார்ப்பதற்கு பிச்சைக்காரனைப்போலவே இருந்த அவருடைய தோற்றம் என்னை என்னவோ செய்தது. அவருக்கு வேலை போய்விட்டது என்று அம்மா சொன்னது நினைவுக்கு வந்தது. அப்பா உழைத்து கட்டிய வீட்டில்தான் நாங்கள் வசதியாக வசித்தோம். என்னிடம் பத்து டொலர் இருந்தது. ரோட்டைக் கடந்து அந்தப் பக்கம் போய் அப்பாவிடம் அதை கொடுத்துவர எண்ணினேன். எதிர்பாராத சமயத்தில் கட்டிப்பிடித்து ஒரு முத்தமும் கொடுக்கலாம். அப்போது அவர் முகம் எப்படியிருக்கும். ஆனால் தயக்கமாக இருந்தது. அந்த நேரம் பஸ் வர அதில் ஏறி விட்டேன். வீடு

வந்த பின்னர் அப்பாவின் படத்தை வெகுநேரம் பார்த்தேன். அம்மாவிடம் சொல்லவில்லை.

* * *

இன்றைக்கு வகுப்பில் ஒரே கொண்டாட்டம். எங்கள் எங்கள் நாட்டு தேசிய கீதங்களைப் பாடச்சொன்னார் ஆசி-ரியர். நான் இங்கே பிறந்தவள் ஆனால் பலர் வேறு வேறு நாட்டில் பிறந்தவர்கள். கனடியர்கள் அவர்கள் கீதத்தை ஒன்றாகப் பாடினார்கள். யப்பானிய மாணவன் அவர்கள் கீதத்தை பாடினான். நாங்கள் நிமிர்ந்து உட்கார்ந்து கேட்க ஆரம்பித்தபோது முடிந்துவிட்டது. உலத்திலேயே சிறியது யப்பான் தேசிய கீதம்தான். நல்ல காலமாக வகுப்பில் உருகே நாட்டிலிருந்து ஒருவரும் இல்லை. உலகத்திலேயே ஆக நீளமானது அவர்களுடைய கீதம்தான். அதி இனிமையானது உக்கிரேனியன் தேசிய கீதம். ஒலேக் ராகம்போட்டு பாடி-னான். அவன் பாடாமல் சும்மா வாயை ஆட்டினாலும் அது அழகாகத்தானிருக்கும். இலங்கை தேசிய கீதத்தை நானும் சாவித்திரியும் சேர்ந்து பாடுவதாக திட்டமிட்டு 'மன்மதராசா, மன்மதராசா' என்று முதல் இரண்டு வரிகளைப் பாடினோம். நிறைய அகதிகளை உருவாக்கும் ஒரு நாட்டின் தேசியகீதம்-போலவே அது ஒலித்தது. ஒருவருமே கண்டுபிடிக்கவில்லை. ஆனால் கைதட்டினார்கள்.

* * *

இன்று காலை அம்மா என்னை கையும் களவுமாகப் பிடித்துவிட்டார். நான் ஒப்பனை செய்ததையும், காது மயிரை சுருட்டி விட்டதையும் உதட்டுச் சாயத்தை ஒளித்து புத்தகப் பையில் வைத்ததையும் எப்படித்தான் ஊகித்தாரோ தெரியாது. 'வரவர உன் சோடிப்பு சரியாயில்லை. நீ படிக்கப் போகிறாயா அல்லது வேறு எதற்கோ போகிறாயா? மூளை-யால் யோசி. அதை மறக்காதே' என்றார். என்னை வியப்-படைய வைப்பதே அம்மாவின் வேலையாகிவிட்டது.

சமந்தா வேகமாக நடந்து வந்தாள். நான் பக்கத்தில் நின்ற சாவித்திரியை தோளால் இடித்து சொன்னேன். 'இப்ப பார் சமந்தா புத்தகத்தை கீழே போடுவாள்' என்று. அப்-

படியே போட்டாள். குனிந்து கீழே கைகள் புத்தகத்தை தேடி அலைந்தபோது கோடுபோட்ட அவளுடைய ஸ்கேர்ட் மேலே போனது. பெண்களைக்கூட பொறாமைப்படவைக்கும் உருண்டையான அவளுடைய பின்பக்கம் ஒலேக் நின்ற திசையில் நீண்டது. புத்தகத்தை தடவி எடுத்தபோது கடைக்-கண்ணால் ஒலேக்கை தேடினாள். பிறகு என்னைப் பார்த்-தாள். அவளுடைய அதே கண்களால் எப்படி ஒரே சமயத்-தில் இத்தனை பிரியத்தையும் பகையையும் காட்டமுடிகிறது என்பது தெரியவில்லை.

* * *

இன்று நடந்த சம்பவத்தை என்னால் இருபது வருடம் சென்றாலும் மறக்க முடியாது. பள்ளிக்கூடத்திலிருந்து பாதி-யில் புறப்பட்டபோது என் வீட்டுக்கு தானும் வரவேண்டும் என்று சொன்னான் ஒலேக். ஐஸரோப் பற்றி விளக்கமாகப் படிக்கவேண்டுமாம். வீட்டுக்கு வந்து நான் திறப்பை போட்டு கதவைத் திறந்ததும் 'இது என்ன மணம்?' என்றான். எனக்கு வெட்கமாய்ப் போய்விட்டது. மூன்று நாட்களுக்கு முன்னர் அம்மா சமைத்த கறியின் மணம். இவனை நேரே நில-வறைக்கு கூட்டிச் சென்று குழல் விளக்கைப் போட்டேன். அது ஒரு நிமிடம் கழித்து எரிந்தது. புத்தகப்பையை எறிந்து-விட்டு சோபாவில் கால்களை நீட்டி படுத்துக்கொண்டு ஏதா-வது குடிப்பதற்கு கேட்டான். வந்து ஒரு நிமிடம்தான் ஆகி-றது முழுவீடும் அவனுக்கு சொந்தமாகிவிட்டது. நான் மேலே போய் கடவுளை வேண்டிக்கொண்டு குளிர்பெட்டியை திறந்து பார்த்தேன். நல்லகாலமாக பாதி கடித்த அப்பிளுக்கு பின்-னல் ஒரு கோக் டின் இருந்தது. அதை எடுத்து வந்து அடக்கமான மனைவிபோல நீட்டினேன். அவன் ஒற்றை விரலால் திறந்து விலை உயர்ந்த மதுவகையை குடிப்பது போல மிடறு மிடறாக குடித்தான். அந்த நேரம் நான் அம்மா சாரி உடுத்து பொட்டு வைத்து நிற்கும் படங்களை எல்லாம் அவசரமாக அகற்றினேன்.

'புத்தகத்தை எடு' என்றேன். அவன் நீலக் கண்கள் என் உடம்பிலே அசையாமல் குத்திக்கொண்டு நின்றன.

அவன் கண்கள் தேடிய அங்கம்தான் அம்மா குறிப்பாகச் சொன்னதாக இருக்குமோ என்று பட்டது. மருத்துவருடைய அறையில் பேப்பர் கவுன் அணிந்து நிற்பதுபோல எனக்கு கூச்சமாகவிருந்தது. அதைக் காட்டாமல் 28ம் பக்கத்தை திறந்து 'ஐஸரோப் என்றால் ஒரே தனிமம், ஒரே குணாதி-சயம். ஆனால் வெவ்வேறு எடை' என்று ஆரம்பித்தேன். அவன் என் தோள்மூட்டில் முகத்தை வைத்து மணக்கத் தொடங்கினான். நான் ஒரு கையால் புத்தகத்தை பிடித்-துக்கொண்டு மறுகையால் அவனைத் தள்ளினேன். அவன் செல்போனை எடுத்து கறுப்பு வெள்ளை வாத்துகளுக்கு நடு-வில் நானும் கறுப்பு வெள்ளை பள்ளிக்கூடச் சீருடையில் நிற்கும் படத்தை காட்டினான். 'நீ கொழுத்த வாத்துபோல தெரிகிறாய்' என்று சிரித்தான். செல்போனை பக்கவாட்டில் திருப்ப படமும் திரும்பியது. நான் அழகாகத்தான் இருந்-தேன்.

சோபாவில் நிறைய இடம் இருந்தது. அவன் இடமில்-லாததுபோல என்னை நெருக்கிக்கொண்டு உட்கார்ந்திருந்-தான். பக்கெட்டில் கையைவிட்டு 'நான் மறக்கவில்லை, பார். உனக்கு காட்டக் கொண்டுவந்தேன்' என்று கனடிய வாத்து பதித்த ஒரு டொலர் நாணயத்தை வெளியே எடுத்-தான். அபூர்வமான நாணயம் அது; விலைமதிப்பானது என்று எனக்குத் தெரியும். மறு பக்கத்தை திருப்பி பார்த்-தேன். எலிஸபெத் மகாராணி. 'உன்னுடையதா?' என்றேன். 'நாணயம் சேகரிப்பது எனக்குப் பிடிக்கும்' என்றான். 'வேறு என்ன பிடிக்கும்?' 'உன் கல்லுத் தொங்கட்டான் பிடிக்கும்.' அவன் வாய் என் காதை நெருங்கியது. சாப்பிடப்போவ-துபோல தொங்கட்டானை வாயினால் கவ்வினான். 'என்ன செய்கிறாய்? என்ன செய்கிறாய்?' அவன் என் தோள்மூட்-டுகளை திருக ஆரம்பித்தான். பயத்துடன் 'நீ என்னைத் திறக்கப் போகிறாயா?' என்றேன்.

எந்த நேரத்தில் அந்த வார்த்தையை சொன்னேனோ தெரியாது. யாரோ சாவித் துவாரத்தில் திறப்பை நுழைத்து கதவை திறக்கும் சத்தம். அம்மா வருவதற்கு இன்னும்

மூன்று மணி நேரம் இருந்தது. திருடனாக இருக்கலாம். இருதயம் காதுக்குள் அடித்தது. நான் மெதுவாக இரண்டு படி ஏறி எட்டிப்பார்த்தேன். அது அம்மாதான். ஓர் ஆண் உருவம் சத்தமில்லாமல் படிகளில் ஏறி மேலே சென்றது. 'யார்' என்று ஒலேக் ரகஸ்யக் குரலில் கேட்டான். 'மடையா அது அம்மா. நீ புறப்படு, புறப்படு. நிலவறை யன்னல் வழி-யாகப் போ' என்று மன்றாடினேன்.

முதலில் புத்தகப் பையை எடுத்து யன்னல் வழியாக எறிந்தான். அம்மா மேலே சிரிக்கும் சத்தம் கேட்டது. 'ஏன் உன் அம்மா சிரிக்கிறார்?' என்றான். 'நீ போ. அவர் அப்-படித்தான். என்னுடன் சிரிப்பதே இல்லை. தனியாக இருக்-கும்போது பழக்கம் விட்டுப் போகாமல் இருக்க அப்படி பயிற்சிசெய்வார்.' தலையையும் கால்களையும் ஒரே சமயத்-தில் நுழைத்து யன்னல் வழியாக குதித்தான். பின்னர் 'கோக், கோக்' என்று கத்தினான். பாதி குடித்த கோக்கை யன்னல் வழியாக நீட்டினேன். புத்தகப்பையை ஒரு தோளில் தொங்கவிட்டபடி, கோக்கை உறிஞ்சிக்கொண்டு 'போப-ஸன்யா' என்று கைகாட்டிவிட்டு சோம்பலாக நடந்துபோ-னான். உக்கிரேய்ன் மொழியில் 'போய் வருகிறேன்' என்று அர்த்தம். எனக்கென்னவோ அவன் திரும்பி என்னிடம் வருவான் என்று தோன்றவில்லை.

என்னுடைய கம்புயூட்டரின் கடவு வார்த்தை அவன் பெயர் என்பதுகூட அவனுக்கு தெரியாது. உலகத்தின் முடிவு என் நெஞ்சில் தொடங்கிவிட்டதுபோல உணர்ந்தேன். என் தலைக்கு மேலே இரண்டு விதமான காலடி ஓசைகள் வந்தன. அம்மாவின் சிரிப்பு மீண்டும் கேட்டது. இது வேறு-விதமான சிரிப்பு. திடீரென்று ஒரு கெட்ட எண்ணம் வந்தது. அம்மாவும் நானும் ஒரு தனிமத்தின் இரண்டு ஐஸரோப்கள். ஒரே குணாதிசயம். வெவ்வேறு எடை. சற்றுமுன் ஒலேக் சோபாவில் எங்கே படுத்திருந்தானோ அதே இடத்தில் அவன் மாதிரி படுத்துக்கொண்டு முகட்டைப் பார்த்தேன். நான் மூளையால் யோசிக்கவேண்டிய நேரம் வந்துவிட்டது.

2. உழைப்பும் மூளையும்

- தேனி முருகேசன்

விறகு வெட்டி ஒருவனுக்கு திடீரென்று ஒரு சந்தேகம் வந்துவிட்டது. தன்னுடைய தேசத்து ராஜாவிடம், ""மகா-ராஜா, தங்களுடைய ராஜ்யத்தில் எல்லாம் சரிதான். ஆனால் எனக்கு மாத்திரம் தினம் ரெண்டு ரூபாய் சம்பளம் கொடுக்கிறீர்கள். மந்திரிக்கோ மாசம் ஆயிரம் ரூபாய் சம்-பளம் கொடுக்கிறீர்கள். எல்லா மக்களையும் சமமாக நடத்-தும் நீங்கள் சம்பள விஷயத்தில் மாத்திரம் ஏன் வித்தியாசம் காட்டுகிறீர்கள்?"

என்று கேட்டான்.

மகாராஜாவுக்கு சந்தோஷம் வந்துவிட்டது.

""அப்படியா, பேஷ்... சரியான கேள்வி. உனக்கு இதைப்பற்றி சரியான பதில் சொல்கிறேன். முதலில் நீ ஒரு காரியம் செய்யவேண்டும். அதோ பார்! அங்கே ஒரு பார-வண்டி போகிறது. அதில் என்ன போகிறது என்று விசாரித்-துவிட்டுவா..." என்றார்.

விறகு வெட்டி ஓடினான். கொஞ்சநேரத்தில் திரும்பிவந்து, ""மகாராஜா நெல் பாரம் வைத்துப் போகிறது..." என்று சொன்னான்.

""அப்படியா எங்கே போகிறது..?" என்று கேட்டார் ராஜா.

""அய்யோ.. அதைக் கேட்க மறந்துட்டேனே..." என்று ஓடினான்.

விறகு வெட்டி திரும்பிவந்து, ""அது பிரம்ம தேசம் போகிறதாம்!" என்றான்.

""அப்படியா? எங்கிருந்து போகிறதாம்?" என்று கேட்டார் மகாராஜா.

""அடடா அதைக்கேட்க மறந்துவிட்டேனே..." என்று விறகுவெட்டி மறுபடியும் ஓடினான்.

கேட்டுவிட்டு திரும்பிவந்த விறகுவெட்டி, """மகாராஜா... அது, ரங்கசமுத்திரத்திலிருந்து பிரம்ம தேசம் போகிற- தாம்...'' என்று சொன்னான்.

"''அப்படியா அது என்ன நெல்?'' என்றார் மகாராஜா.

மறுபடியும் விறகுவெட்டி ஓட ஆரம்பிக்கும்போது, அங்கே தற்செயலாய் மந்திரி வந்து சேர்ந்தார்.

மகாராஜா, விறகு வெட்டியை உட்காரச்சொல்லிவிட்டு மந்திரியிடம், "''இந்தப் பக்கமாக ஒரு பாரவண்டி கொஞ்ச நேரத்துக்கு முன்னால் போனது. அது எங்கே போகிறது என்று பார்த்துவிட்டு வாரும்...'' என்று சொன்னார்.

மந்திரி நிதானமாகப் புறப்பட்டுப் போய் சிறிது நேரம் கழித்து வந்து, "''மகாராஜா, அந்த வண்டி ரங்கசமுத்திரத்தி- லிருந்து பிரம்மதேசம் போகிறது. நெல்பாரம். யானைக்கொம்- பன் நெல் கோட்டை விலை ஏழரை ரூபாய். மழை காரண- மாக பாதைகள் சரியில்லாததால், வண்டி இந்த வழியாகப் போகிறது. வண்டி ஓட்டிக்கொண்டு போகிறவனின் பெயர் வெள்ளையதேவன். தளவாய்த் தேவனின் மகன். சொந்த ஊரே ரங்கசமுத்திரம்தானாம். வயது இருபத்தைந்து இருக்- கும்...''

— இப்படிப் பல விஷயங்களை சொல்லிக்கொண்டே போய், "''கடைசியாய் கவனித்ததில் அவனிடத்தில் வித்தி- யாசமாக ஒன்றும் தோன்றவில்லை எனக்கு. மேற்கொண்டு தங்கள் உத்தரவுக்குக் காத்திருக்கிறேன்...'' என்றார் மந்திரி.

விறகு வெட்டிக்கு ஒரே ஆச்சர்யமாகப் போய்விட்டது. மந்திரி போனபின் மகாராஜாவிடம் அவன் சொன்னான், "''நம்முடைய மந்திரி எவ்வளவு கெட்டிக்காரராக இருக்கி- றார்...'' என்று தன்னுடைய ஆச்சர்யத்தையும் சந்தோஷத்- தையும் வெளியிட்டான்.

"''இப்போது புரிகிறதா? உனக்கும் மந்திரிக்கும் உள்ள சம்பள வித்தியாசம்...'' என்றார் ராஜா.

"''ஹி..ஹி..'' என்று சிரித்து, "சரிதான்' என்ற பாவனை- யில் தலையை ஆட்டினான் விறகுவெட்டி.

மூளை உழைப்பின் நுண்மையை உடல் உழைப்பாளிகள் உணர்ந்துகொள்ள வேண்டும். உடல் உழைப்பின் அரு-மையை மூளை உழைப்பாளிகள் புரிந்துகொள்ள வேண்டும்.

3. மூளைச்சலவை

- எம். இந்திரானி

"ரெலிவிஷனில் நேரம் நான்கு மணி எனக் காட்டியது. வாசலில் அப்பாவின் மோட்டார் பைக் ஒலி கேட்டு சுவா-ரஸ்யமாக, ரீவி பார்த்துக் கொண்டிருந்த என் தங்கை சுனந்தா ஆச்சரியத்தோடு எழுந்து நின்றாள்.எங்கள் எல்-லோருக்கும் ஆச்சரியம் தான்.

காலையில் அப்பா வேலைக்குப் போனால் பின்னேரம் வழக்கமான வேலை முடிந்த பிறகு ஓவர்ரைம் செய்து விட்டு நேரே மதுக்கடைக்குப் போய் உயர்ந்த ரகமாய் ஒரு கிளாஸ் அருந்தி விட்டு எட்டு மணீக்குப் பிறகுதான் வீட்டுக்கு வரு-வது வழக்கம். இந்த நேரத்தில் அவர் என்றுமே வீட்டுக்கு வந்ததாய் எனக்கு நினைவிலில்லை. மோட்டார் பைக்கை நிறுத்தி விட்டு, வீட்டுப்படியில் அவர் கால் வைக்கும் போது, சுனந்தா ஓடிப் போய் அவரின் கையைப் பிடித்துக் கொண்-டாள்.

"ஹாய்! அப்பா! இண்டைக்கு நேரத்தோடை வந்திட்-டீங்க. கோல் பேஸூக்குப் போவமா?அல்லது புதுப் படம் வந்திருக்கு .பார்க்கப் போவமா?"

"சுதர்ஸனோடைஎத்தனையோ விஷயங்கள் கதைக்க வேணுமெண்டுதான் என்ரை வேலையை நிறுத்துப் போட்டு வந்தனான்.. இன்னொரு நாளைக்கு கோல்பேஸ் சினிமா டிராமா எல்லாத்துக்கும் போவம்" சுனந்தாவிடம் சொல்லி விட்டு என்னைப் பார்த்தார் அப்பா

"சுதர்ஸன்! உன்னோடை கதைக்க வேணும். இருந்து கொள். டிரஸ் மாத்திட்டு வாறன்"

என் உள்ளத்தில் ஒரு நெகிழ்ச்சி ஏற்பட்டது. அப்பா என்னோடு பேசுவதற்காகத் தன் வழக்கங்களை நிறுத்தி விட்டு நேரத்தோடு வந்திருக்கிறாரே என்று நினைக்கையில், ஏக்கம் படர்ந்திருந்த என் மனதுக்கு இதமாயிருந்தது.

என் பெற்றோருக்கு நான் மூத்த மகன் பெயர் சுதர்ஸன் அண்மையில் தான் என்ஜினியர் ஆகப் பட்டம் பெற்றவன். முதல் தரமாய் சித்தியடைந்த எனக்குத் தேடி அலைய வேண்டிய தேவையில்லாமல், வேலையும் வலியக் கிடைத்-தது.. முதலாம் திகதியிலிருந்து, நான் வேலையில் சேர்வதா-கத்தான் எண்ணியிருந்தேன். ஆனால் அப்பாவின் திட்டம் வேறாக இருந்தது

"சுதர்ஸன்! மனதிலே எத்தனையோ ஆசைகளைத் தேக்கி வைச்சுக் கொண்டுதான் உன்னைப் படிக்க வைச்சனான். நீ வெளிநாட்டுக்குப் போனால் தான் எங்களுடைய அபிலா-ஷைகள் நிறைவேற முடியும்.. உன்ரை திறமைக்கும் அறி-வுக்கும் லண்டன் அமெரிக்கா போலை பெரிய நாடுகளில் வேலை செய்தால் தான் பெருமை" அப்பா முடிவாய்ச் சொல்லி விட்டார். தம்பி நிரோஷன் சுனந்தா இவர்களெல்-லோருமே நான் வெளிநாட்டுக்குப் போக வேண்டுமென்பதில் ஆர்வம் காட்டினர். இவர்கள் ஒவ்வொருவருக்கும் இருக்கும் ஆசைகள் எனக்கு ஏற்கனவே தெரிந்தவை தான்.

அம்மாவின் ஆசை, இந்தக் கொழும்பு மாநகரில், சொந்-தமாய் ஒரு வீடு வாங்கிக் குடியிருக்க வேண்டுமென்பதுதான் அது நியாயமான ஒரு விருப்பமாகவே எனக்குப்பட்டது. வாடகை வீட்டில் குடியிருப்பதில் படும் கஷ்டங்கள் எனக்குத் தெரியும் .அப்பா இங்கு ஒரு கொம்பனியில் வேலை பார்ப்-பதில் , எனக்கு நினைவு தெரிந்த நாளிலிருந்து கொழும்பு வாசம் தான்.. ஆண்டுக்கு ஒரு தடவை ஊருக்குப் போய் வருவோம். ஐந்தாறு வருடங்களாய் அதுவுமில்லை. இது வரை எத்தனை வீடுகள் மாறினோம் என்றே கணக்குத் தெரியாது. சில சந்தர்ப்பங்களில் வீடு வசதிக் குறைவாக இருக்கிறதேயென்று., நாங்களே மாறியிருக்கிறோம்.. சில

வேளைகளில் வீட்டுச் சொந்தக்காரரே, வீட்டைக் காலி பண்ணும்படி, வற்புறுத்தி எங்களை எழுப்பியிருக்கிறார். வீட்டுப் பொறுப்புகளைக் கவனிக்க அப்பாவுக்கு நேரம் கிடையாது. ஒவ்வொரு தடவையும் வீட்டுச் சாமான்கள்களை ஏற்றி இறக்குவதில், அம்மாதான் சிரமப்பட்டிருக்கிறாள். அதனால் தான் எங்களுக்கென்று ஒரு வீடு வாங்கி அதில் குடியிருக்க வேண்டுமென்ற ஆசை அம்மாவின் மனதில் முளை விட்டது. அம்மாவின் விருப்பத்தை நிறைவேற்றுவதில், எனக்குச் சம்மதம்தான். தங்கை சுனந்தா தனக்கென்று ஆசை எதுவும் இருப்பதாகக் குறிப்பிட்டுச் சொல்வதில்லை, ஆயினும் அவளைப் பொறுத்தவரை பெரிய பொறுப்பு எனக்கிருக்கிறது அவளது கல்யாணத்துக்குத் தேவையான எல்லாம் நான்தான் தேடிக் கொடுக்க வேண்டும்.

தம்பி நிரோஜனுக்கும் என்னால் பூர்த்தி செய்யப்பட வேண்டிய ஆசை ஒன்றுண்டு அவன் விரும்பிக் கேட்கும் உடைகள்,, பாடசாலைக்கு விளையாட்டுக்கு வேண்டிய உபகரணங்கள், அத்தனையும் அப்பா குறைவில்லாமல் வாங்கிக் கொடுக்கிறார்.. அவற்றையெல்லம் விட அவனுடைய ஆசை கலர் ரெலிவிஷனில் பார்க்க வேண்டுமென்பது. எங்கள் வீட்டில் இருப்பது பிளாக் அண்ட வைற் ரீவிதான். நிரோஷன் கலர் ரீவி வாங்கும்படி அடிக்கடி அப்பாவை நச்சரிப்பான். அப்போதெல்லாம் அப்பா சொல்வார்" சுதர்ஷன் சம்பாதிக்க ஆரம்பிக்கட்டும் கலர் ரீவி வாங்கலாம்/ ஆகவே தம்பிக்குக் கலர் ரீவி வாங்கவேண்டுமென்பதும் என் கடமைப் பட்டியலில் இடம் பெற்ற ஒன்றாகிவிட்டது.

இவர்களது ஆசைகளை விட அப்பாவும் தனக்கொரு ஆசை இருப்பதாக அடிக்கடி சொல்லிக் கொள்வார்.. புத்தம் புதிதாய் ஒரு கலர் கார் வாங்கி, அதில் வேலைக்குப் போய் வர வேண்டுமாம். ஞாயிற்றுக் கிழமைகளில் அம்மாவையும் முன் சீற்றில் இருக்க வைத்து கொழும்பு நகர வீதியெல்-

லாம் சுற்றி வர வேண்டுமாம்.. எங்களை வளர்த்துப் படிக்க வைத்து ஆளாக்குவதற்காக ஓய்வில்லாமல் உழைக்கிற அப்பாவின் ஆசையைப் பூர்த்தி செய்வதில் எனக்கு எவ்வித ஆட்சேபனையுமில்லை. அப்பா ஓய்வில்லாமல் தான் உழைக்கிறார். சம்பளத்தோடு ஓவர்ரைம் போனஸ் என்று எத்தனையோ வரும்படிகள். ஆயிமும் வீட்டு வாடகை மின்கட்டணம் மற்றும் வாழ்க்கைச் செலவுகளை சமாளிக்க முடியாமல் சிலவேளை கடனும் வாங்கியிருக்கிறார்.. கொஞ்சம் கொஞ்சமாய் வாங்கிய கடன் சேர்ந்து ஒரு தொகையாய் நிற்கிறது. இந்தக் கடனையும் தீர்த்து இவர்களது ஆசைகளையும் விரைவாகவே பூர்த்தி செய்ய வேண்டுமென்று எனக்கும் ஆர்வம் ஏற்பட்டது.. அப்பா சொல்வது போல் இங்கு சம்பாதிக்கிற ரூபாய்களால் அந்தப் பெரிய காரியங்களைச் சாதிப்பது சிரமம் தான்.. நான் வெளிநாட்டுக்குப் போய் வேலை செய்து பவுண்ஸ் அல்லது டொலராய் சம்பாதித்தால்தான் இவற்றைச் சீக்கிரமாய்ச் செய்யமுடியும் என்பது எனக்குப் புரிந்தது.

அப்பாவின் விருப்பம் போல் ,வெளிநாட்டுக்குப் போவதற்கு நான் சம்மதித்தேன்.. தன்னோடு வேலை செய்யும் நண்பர்களின் உதவியுடன், எல்லா ஒழுங்குகளும் செய்து முடித்தார் அப்பா.. என் நண்பன் ஒருவன், ஆறு மாதங்களுக்கு முன்பே, வெளிநாட்டுக்குப் போகிறேன் என்று ஆரம்பித்தவன் இன்னும் போகவில்லை அப்பாவோ ஒரு சில நாட்களிலேயே பயணத்தை ஒழுங்கு செய்து விட்டார்.. இரண்டு நாட்களில் நான் வெளிநாட்டுக்குப் பயணமாக வேண்டும்.. வீட்டில் எல்லோரிடத்திலும் ஒரு குதூகலம் தெரிந்தது.. தங்கள் ஆசைகள் நிறைவேறப் போகின்றனவே என்ற சந்தோஷத்தில் பரபரத்தார்கள்.. அவர்களைப் பார்க்க எனக்கும் மகிழ்ச்சியாக இருந்தது.

சொந்த வீடு புதுக்கார் கலர்ரீவி தங்கையின் கல்யாணம் என்று ஒவ்வொன்றாய் என் கற்பனையில் தோன்றிக் களிப்பூட்டின. அதேநேரம் இவர்களைப் பிரியப் போகிறேனே, என்ற ஏக்கமும் என் இதயதைக் கௌவிக் கொண்டிருந்தது..

இந்தக் கவலை உணர்ச்சியில் நான் படபடத்துக் கொண்டி-ருந்த போது,, அப்பா “ “சுதர்ஸனோடை கதைக்கிறதுக்காக நான் நேரத்தோடு வந்திருக்கிறன்” என்றது என் மனதை வருடிக் கொடுப்பது போலிருந்தது.

அப்பா உத்தியோக உடையிலிருந்து சாரம் சேட்டிற்கு மாறியவராய் என்னருகே வந்தார்./ கையில் ஒரு பைல் இருந்தது. ஒரு நாற்காலியை இழுத்துப் போட்டு என்னோடு நெருக்கமாய் உட்கார்ந்தார்... அம்மா எங்களுக்குத் தேனீர் கொண்டு வந்து தந்து விட்டு பக்கத்தில் அமர்ந்தார்
“நிரோஜ்! ரீவியை ஓவ் பண்ணு இந்தச் சத்தத்திலை நான் கதைக்கிறது விளங்காது” தம்பி அப்பாவின் வார்த்தைக்குக் கீழ்படிந்தான்.

“லேற்றாய் வந்தால் நீ படுக்கப்போயிடுவாயென்று வேளைக்கே வந்தனான்.உன்ரை பிரண்ட்ஸ் எல்லோருக்கும் பயணம் சொல்லிப் போட்டியா?”

“இல்லையப்பா நாளைக்குத் தான் பிரண்ட்ஸை மீற் பண்ணலாமென்றிருக்கிறன்” என்றேன்.

“வெளிநாட்டிலை போய் தன்னந்தனியனாய் திக்குத் திசை தெரியாமல் நிக்கப் போறேனேயென்று பயப்பிடாதை சுதர்ஸன். என்னோடை வேலை செய்யிற தேவராஜன்ரை மருமகன் நீ போய் இறங்கின உடனே உன்னை றிசீவ் பண்ணி வேண்டியதெல்லாம் செய்வார்.” அப்பா சொன்-னதைக் கேட்டு எனக்கு நிம்மதியாக இருந்தது /உடனே வெளிநாட்டுக்குப் புறப்படலாம் போல , ஒரு துணிவும் ஆவலும் ஏற்பட்டது.”. “அப்ப சுதர்ஸனுக்குச் சாப்பாட்டுப் பிரச்சனையும் இருக்காது” அம்மாவும் சந்தோஷப்பட்டாள் அப்பா பைலை விரித்தபடி என்னிடம் சொன்னார்”

“இண்டைக்கு நீ ஒரு பெரிய என்ஜினியர் ஆயிட்டாய் . உன்னை என்ஜினியர் ஆக்கிறதுக்காக நான் எவ்வளவு பணம் சிலவழிச்சிருக்கிறன் என்று உனக்குத் தெரியாது. .என்ன. உன் படிப்புக்குச் சிலவழித்த பணத்துக்கெல்லாம் கணக்கெழுதி வைச்சிருக்கிறன் பார்” நாலைந்து பேப்பர்-

களை என்னிடம் நீட்டினார் அப்பா. அவர் ஆற்றில் போட்-டாலும் அளந்து போட வேண்டும் என்று கொள்கையுடை-யவர்.. எல்லாச் செலவுகளுக்கும் கணக்கெழுதி வைப்பவர் தான். ஆயினும் தான் பெற்ற பிள்ளையின் படிப்புக்குச் செலவழித்ததைக் கணக்கெழுதி வைத்ததோடு , அதை நான் பார்க்க வேண்டுமென்று வற்புறுத்தியது எனக்குக் கசப்பாக இருந்தது.

“சரி சரி நீ இப்ப பார்க்க வேண்டாம். உன்ரை பெட்டி-யிலை வைச்சு விடுறன்.. பிறகு ஆறுதலாய்ப் பாரன்” என் மனதைப் புரிந்து கொண்டவர் போல் அப் பைலை மூடி வைத்தார்.. பேச்சை வேறு பக்கம் திருப்பினாள் அம்மா.. நாட்டுப் புதினங்கள், தெரிந்த மனிதர்களைப் பற்றிய விஷ-யங்கள் என்று பலதும் பத்தும் பேசியதில் அந்தக் கணக்கு விஷயத்தை மறந்து விட்டேன்.. அப்பாவும் பிறகு அந்தப் பேச்சே எடுக்கவில்லை. நண்பர்கள் தெரிந்தவர்கள் வீடுக-ளுக்குப் போய் பயணம் சொல்லிக் கொண்டதில் அடுத்த இரண்டு நாட்களும் பறந்து விட்டன. பயண நாளன்று முக்-கியமான ஒருவரைச் சந்திக்கத் தீர்மானித்திருந்தேன்.

எங்கள் புரொபெஸர் சற்குணம் . அவரிடம் தான் அன்-றைக்கு இங்கு வேலை கிடைத்த உடனும் முதலில் சொன்-னேன்,. பாராட்டி வாழ்த்தினார். .பயணமாகும் போதும் அவரிடம் ஆசீர்வாதம் பெற விரும்பினேன்.. இரவு பத்து மணிக்குத் தான் பிளைற். நிரோஜனும் சுனந்தாவும் என்னை வழியனுப்புவதற்காகப் பாடசாலைக்கே போகாமல் நின்றார்-கள். அப்பா மத்தியானத்தோடு லீவு போட்டு விட்டு வரு-வதாகச் சொல்லி வேலைக்குப் புறப்பட்டார். அவர் வந்ததும் லஞ்ச் முடித்துக் கொண்டு எல்லோருமாக விமான நிலை-யத்திற்குப் போவதாக ஏற்பாடு.

அதற்குள் புரொபெஸரைச்சந்தித்து விட்டு வரலாமென்று புறப்பட்டேன். அனுமதி பெற்றுக் கொண்டு அவரிடம் போன போது தனியாகத் தான் இருந்தார்.

“வாரும் சுதர்ஸன் வேலை எப்பிடி” என்று வரவேற்றார்.

“நான் இங்கை வேலைக்குப் போகேலை வெளிநாட்டுக்குப் போகப் போறன்”
“மேற்படிப்புக்கு ஸ்கொலஷிப் ஏதும் கிடைச்சிருக்கா?”முகம் மலர்ந்து சிரித்தபடி கேட்டார்.

“இல்லை சேர். எனக்குக் கொஞ்சம் பொறுப்புகளிருக்கு.. வெளிநாட்டிலை போய் வேலை செய்யச் சொல்லி அப்பா தான் அரேஞ் பண்ணியிருக்கிறார்,”

“சரி நீர் போகலாம்” அவர் எழுந்து நின்றார்... குரலில் வெறுப்புத் தொனித்தது.. எனக்குப் பெரிய துக்கமாய் இருந்தது. நான் போகாமல் தயங்கி நின்றேன்.

“சேர் நீங்க கூட வெளிநாடுகளுக்கெல்லாம் போய் வந்திருக்கிறீங்கள்.. எனக்கு ஏதாவது அட்வைஸ் பண்ணுவீங்களென்றுதான் வந்தன்”

“நான் வெளிநாடுகளுக்குப் போனது என்ரை அறிவை வளர்த்துக் கொண்டு வாறதுக்காக . என் அறிவும் திறமையும் இங்கை தான் பயன்படுகுது. ஆனால் நீ உன் திறமையை இன்னொரு நாட்டுக்கு அடகு வைக்கப் போறாய். ஒரு திறமையான மூளை இந்த நாட்டை விட்டு வெளியேறுகிறதென்றால் அது எனக்குக் கவலையான் விஷயம் தான்.”
புரொபஸரின் முகத்தில் உண்மையான கவலை தெரிந்தது.. நான் கூச்சத்தோடு சொன்னேன்
“இந்தளவுக்கு நான் சிந்திக்காமல் விட்டிட்டன். இந்த நிலையிலை நீங்கள் எனக்குத் தரக்கூடிய அட்வைஸ் என்ன சேர்?”

“ எல்லாம் அரேஞ் பண்னிப் போட்டு வந்து அட்வைஸ் கேட்கிறாய் ரூலேற். பரவாயில்லை நான் யூனிவேசிற்றியிலை லெக்சர் பண்ணினால்,நீ கவனமாய் நோட்ஸ் எடுப்பாய். இப்பவும் நான் உனக்கு ஒரு விஷயம் லெக்சர் பண்ணப் போறன். எடுக்கிறது விடுகிறதும் உன் விருப்பம்.. என்ஜினியர் முதலானோர் தம் படிப்பு முடிந்ததும், வேறு நாடுகளுக்குப் போய் வேலை செய்கின்றனர். இது மூளை வெளியேற்-

றம் எனப்படும்.. இவர்களது கல்வியிம் பொருட்டு ஒரு நாடு குறிப்பிட்ட தொகையினை முதலீடு செய்திருக்கையில் அந்த முதலீட்டின் பயனை இன்னொரு நாடு பெறுகிறது.''

சொல்லி முடித்து விட்டு என் முகத்ததைப் பார்த்தார்.. என் அகத்தில் விஷயம் பதிவாகி விட்டதைக் கண்டு கொண்டாரோ, என்னவோ அவர் முகத்தில் கோபம் விலகி அமைதி தெரிந்தது.

“ ஓகே சுதர்ஸன் எனக்கு வேலையிருக்கு. போய் வாரும் பெஸ் ற் ஒவ் லக்'' விடை பகர்ந்தார் புரொபெஸர்

அவர் சொன்ன மூளை வெளியேற்ற விஷயம் `என் மனதை முழுமையாக ஆக்கிரமித்துக் கொண்டது.. இந்த நாடு என் கல்விக்காக என்ன செய்ததென்று சிந்தித்தேன். இலவசக் கல்வி, இலவச பாடப் புத்தகம் இப்படி எத்தனையோ நினைவுக்கு வந்தன••• தான் பெற்ற பிள்ளையாயிருந்தும் என் கல்விக்காகச் செலவழித்த பணத்திற்கு அப்பா கணக்கெழுதிக் காட்டுகிறார்.. ஆனால் இந்த நாடு எனக்குக் கணக்குக் காட்டவில்லை. நான் பணிபுரிய வேறு நாட்டுக்குப் போகப் போகிறேன் என்றவுடன் அதற்கும் தடை விதிக்கவில்லை. இந்த நாடு. உண்மையில் என்னை என்ஜினியர் ஆக்கியதில் இந்த நாட்டிற்குத் தான் அப்பாவிலும் பார்க்கக் கூடிய பங்கிருப்பதாக நான் நினைத்தேன்.. .முதலில் என் பணியும் சேவையும் இந்நாட்டிற்குதான் கிடைக்க வேண்டியது நியாயம் என என் மனச்சாட்சி உறுதிப்படுத்தியது.

வெய்யிலில் வியர்த்துக் களைத்து நான் வீட்டுக்கு வந்த போது , நேரம் பன்னிரண்டு மணியைத் தாண்டி விட்டது.

அப்பா அம்மா நிரோஜன் சுனந்தா எல்லோரும் எனக்காகக் காத்துக் கொண்டிருந்தார்கள்.

“இண்டைக்கு வீட்டிலிருந்து றெஸ்ற் எடுத்திருக்கலாம் .நல்லாய் வேர்த்துக் களைச்சு வாறாய்'' அப்பா சொன்னபடி என்னை நோக்கி வந்தார்'' “ரைம் ஆயிட்டுது சுதக்கண்ணா சாப்பிட்டிட்டால் புறப்படலாம். உனக்காகத் தான் வெயிற் பண்ணிக் கொண்டிருக்கிறம்''

அப்பாவிடம் இப்படியொரு கெஞ்சலை நான் கண்ட-
தில்லை. .என் தோளை அணைத்தவாறு, டைனிங் ரேபிள்
அருகே கூட்டிக் கொண்டு வந்தார்.

"இண்டைக்குச் சுதர்ஸனுக்குப் பிடிச்சதெல்லாம் சமைச்-
சிருக்கிறன்" அம்மா பரிமாற ஆரம்பித்தாள் "நான் போகே-
லைஅம்மா" என்றேன் திடிரென்று

" ஆ........!~ யாருடைய குரலென்று தெரியவில்லை .
எல்லோருமாய்ச் சேர்ந்து சொல்லியிருக்க வேண்டும். அப்பா
முதலில் அதிர்ந்தாலும் பின் சமாளித்துக் கொண்டார்.
"சுதர்ஸன் எனக்கு விஷயம் விளங்குது எங்களைப் பிரிஞ்சு
போறது உனக்குப் பெரிய கஷ்டமாயிருக்குது என்ன. எனக்-
கும் உன்னைப் பிரியிறது சரியான வேதனை தான். நாலு
நாளிலை எல்லாம் சரியாய்ப் போயிடும் எயர்போட்டிலை
எத்தனை பேர் அழுதமுது தங்கடை ஆக்களை வழியனுப்பு-
வினம்." அப்பா சொல்வது உண்மைதான் என்பதை அவரது
தழுதழுத்த குரல் காட்டியது, அம்மா தம்பி தங்கை எல்-
லோருக்கும் இந்தப்பிரிவுத் துயர் இருக்கத் தான் வேண்டும்
.தம் ஆசைகள் நிறைவேறப் போகிறதே என்ற சந்தோஷத்-
தில் அதை அடக்கி வைத்திருக்கிறார்கள் போல் தெரிகிறது.
என் மனதில் இந்தப் பிரிவுணர்ச்சி இப்போது இல்லை.

புரொபெஸர் சொன்ன மூளை வெளியேற்றம் பற்றிய
விஷயம் தான் என் மனதில் நிறைந்திருந்தது. அப்பா
அம்மா தம்பி தங்கை எல்லோருக்கும் புரியும்படியாக அந்த
விஷயத்தை விளக்கினேன்.

" அடேயப்பா இதுக்கா இப்படி யோசிக்கிறாய். இப்ப நீ
போய் உழைச்சு எங்களுக்குப் பணம் அனுப்பிறதாலை, இந்த
நாட்டுக்கு நன்மை இல்லையா. அந்நியச் செலாவணி என்று
ஒரு லாபம் கிடைக்கும் தானே
இங்குள்ளவர்கள் வெளிநாட்டுக்குப் போய் உழைக்கிறதாலை
இந்த நாட்டுக்குப் பெருந்தொகையாய் அந்நியச் செலாவணி
கிடைக்கிறது.. இந்த அந்நியச் செலாவணியை அதிகம்
படிக்காத ஒரு சாதாரண தொழிலாளியாலும் ஈட்டிக்

கொடுக்க முடியும். நானும் படிக்காதவனாய் சாதாரண உழைப்பாளியாயிருந்தால் அப்பா சொன்ன சமாதானத்தை நான் ஏற்றுக் கொண்டிருப்பேன்..ஆனால் நான் என்ஜினியர். என்னால் கிடைக்கப் போகிற அந்நியச் செலாவணியிலும் பார்க்க என் மூளையும் அதனால் கிடைக்கக் கூடிய பணி-யாற்றலும் தான் கூடிய நன்மை தரும் என்பது உண்மை. நான் ஒரே முடிவாய் அழுத்தமாய்ச் சொன்னேன்.

“ நான் இங்கை தான் வேலை செய்யப் போறன் இங்-கையும் ஒரு கணிசமான ஊதியம் கிடைக்கும் தானே. சுனந்-தாவின் கல்யாணம் என்ரை பொறுப்பு உங்கள் எல்லோரினது ஆசைகளையும் படிப்படியாய் நான் நிறைவேற்றுவேன்”

யாருடைய பதிலையும் எதிர்பாராமல் நான் சாப்பிட ஆரம்பித்தேன் என் மனதில் புதுமையாய் ஒரு சந்தோஷம் நிறைந்தது.

4. ராமுவின் துப்பறியும் மூளை

- ஸ்ரீ.தாமோதரன்

உக்கடம் பெரிய கடைவீதியில் உள்ள “கணபதி ஆயில் ஸ்டோர்” எண்ணெய் கடையில் எண்ணெய் ஊற்றிக்கொண்-டிருந்த சாமியப்பண்ணன் உடல் நிலை சரியில்லாமல் ஒரு மாதம் விடுமுறை எடுத்து விட்டார். கணபதி ஆயில் ஸ்டோரில் மேலும் ஒரு பணியாளர் உண்டு, அவருடன் முதலாளி கணபதியப்பனும் இருப்பதால் இந்த ஒரு மாதம் சமாளித்துக்கொள்ளலாம் என முடிவு செய்து விட்டார்கள். ஆனால் கூட்டம் அலை மோத கண்டிப்பாக ஒரு ஆள் தேவை என்று ஆகிவிட்டது. தெரிந்தவ்ரகளிடம் சொல்லி வைத்தார் கணப்தியப்பன்.

அடுத்த நாள் ஒருவர் வந்து கடையில் வேலை கேட்டார். இதற்கு முன்னால் ஒரு “ஆயில் கடையில்” வேலை பார்த்த்தாகவும், சம்பளம் கட்டுபடியாகாமல் இங்கு வரு-வதாகவும் சொல்ல மேற்கொண்டு விசாரிக்காமல் நாளை

வேலைக்கு வர சொல்லி விட்டார்கள்.

மறு நாள் வந்தவர் கையோடு நல்ல் வெளுத்த துணிகள் பத்து பதைனைந்து கையோடு கொண்டு வந்திருந்தார்.அதனைக்கொண்டு முதலில் எண்ணெய் பிசுக்குகளை சுத்தமாக துடைக்க ஆரம்பித்தார். எண்ணெய் வாங்க ஆட்கள் வ்ரும்போது, அவர்களுக்கு எண்ணெய் ஊற்றி விட்டு மற்ற நேரங்களில் சுற்றி உள்ள ஆயில் டின் களில் உள்ள எண்ணெய் பிசுக்குகளை துடைத்ததால் அந்த இடம் “பளிச்” என்று ஆனது.இப்பொழுது எண்ணெய் கடையா? என்று கேட்கும் அளவுக்கு கடை இருக்கவும் கணபதியப்பனுக்கு மிகுந்த மகிழ்ச்சி ஆகி விட்டது.

ஒரு வாரம் ஓடியது, வழக்கமாக விற்றது போக கடையில் மிச்சமுள்ள எண்ணெய் வழக்கமான அளவை விட குறைவாக இருந்தது. கணப்தியப்பன் தலையை பிய்த்துக்கொண்டார். கண் முன்னால் தான் எண்ணெய் ஊற்றுகிறார்கள், இவர் கண் கொத்தி பாம்பாய் பார்த்து கொண்டிருக்கிறார், அப்படியும் எண்ணெய் குறைய என்ன காரணம் என்று புரியவில்லை.புதிதாக வந்த ஆளும் ஒழுங்காக எண்ணெய் ஊற்றுகிறார்.இடைப்பட்ட நேரங்களில் வழியும் எண்ணெய் பிசுக்குகளை துடைத்து,அதனை ஒரு பாலித்தீன் கவரில் வைத்து கட்டி வெளியே கொண்டு போய் வைத்து விடுகிறார். தினமும் குப்பை பொறுக்கும் ஒரு அம்மாள் அதனை எடுத்து சென்று விடுகிறது. முன்னைக்கு கடை இப்பொழுது சுத்தமாக இருக்கிறது. எல்லாம் சரி ! எண்ணெய் மட்டும் அடிக்கடி குறைந்து போகிறதே? அது எப்படி என்று மண்டையை பிய்த்துக்கொள்கிறார்.

“ராமு” கணபதியப்பனின் ஒரே பையன்.அருகில் உள்ள பள்ளியில் எட்டாம் வகுப்பு படித்துக்கொண்டிருக்கிறான்.நல்ல புத்திசாலி.அவ்வப்பொழுது அப்பாவுக்கு துணையாக கடை கணக்கு வழக்குகளை பார்த்துக்கொள்வான்.

அப்பா கொஞ்ச நாட்களாக யோசனையில் இருப்பதை பார்த்த ராமு அப்பாவிடம் “என்னப்பா எப்ப பார்த்தாலும்

யோசனையாகவே இருக்கிறீர்கள்? கணபதியப்பன் ராமுவிடம் கொஞ்ச நாளாகவே கடையின் எண்ணெய் அளவு குறைஞ்-சுகிட்டே வருது. என் முன்னாடிதான் எல்லாரும் வேலை செய்யறாங்க, அப்புறம் எப்படி எண்ணெய் குறையும்னு தெரியலயே? ராமு யோசித்தவன் நாளைக்கு எனக்கு ஸ்கூல் லீவுதான், கடைக்கு நானும் வர்றேன், அப்புறம் பார்க்கலாம் என்று அப்பாவிடம் சொன்னான்.

மறு நாள் இவன் அப்பாவுக்கு முன்னால் கடைக்கு சென்றபோது புதிதாக சேர்ந்தவர் கடையில் எண்ணெய் டப்-பாக்களில் வழிந்து கொண்டிருந்த எண்ணெய் பிசுக்குக்-களை துடைத்து எடுத்து ஒரு கவரில் போட்டுக்கொண்டிருந்-தார். “வாங்க தம்பி”என்று சொல்லிவிட்டு இந்த அழுக்கு மூட்டை கவரை வெளியில போட்டுட்டு வந்துடறேன் என்று சொல்லி விட்டு வெளியே கடைக்கு எதிர்புறம் உள்ள குப்பை கூடையில் போட்டு விட்டு வந்தார்.

கடைக்கு கூட்டம் வர ஆரம்பித்து விட்டது. ராமு அப்-பாவுடன் பேசி கொண்டே வியாபாரத்தையும் பார்த்துக்-கொண்டு, வெளியே குப்பை கூடையில் இருந்த பொருட்-களை மாநகராட்சி வண்டி வந்து எடுத்து செல்வதை பார்த்-துக்கொண்டிருந்தான்.

இரவு ஏழு மணிக்கு மேல் கூட்டம் குறைந்தவுடன் கணபதியப்பன் ராமுவை வீட்டுக்கு போக சொல்ல, உங்களு-டனே நானும் இருக்கிறேன் என்று சொல்லிவிட்டான். கடை சாத்த அரை மணி நேரம் முன்பு புதிதாக வந்தவர், எல்லா-வறையும் துடைத்து வைத்து ஒரு பாலிதீன் பையில் வைத்து விட்டு நான் சென்று வரட்டுமா என்று கேட்டார். ராமு நீங்கள் தினமும் சுத்தமாக துடைத்துவிட்டுத்தான் கிளம்பு-வீர்களா என்று கேட்டான். ஆமாம் தம்பி அப்பொழுது-தான் காலையில் வந்து வேலை செய்ய நமக்கு சுலபமாக இருக்கும் என்று சொல்லிவிட்டு கிளம்பினார்.கணப்தியப்-பனும், ராமுவும் கடையை பூட்டிவிட்டு வீட்டுக்கு கிளம்பி-னர்.

மறு நாள் காலையில் வெளியே எங்கோ சென்று விட்டு வந்த ராமு, அப்பாவிடம் அப்பா புதிதாக வந்து சேர்ந்த ஆளை வேலையை விட்டு நிறுத்தி விடுங்கள் என்று சொன்னான்.ஏன் ராமு, அந்த ஆள் பொறுப்பாத்தானே வேலை எல்லாம் செஞ்சுகிட்டு இருக்காரு, அவரை எப்படி வேலையை விட்டு நிறுத்தறது? ராமு பதில் சொல்லாமல் இவர்கள் கடையில் புதிதாக வந்தவர் எண்ணெய் பிசுக்கை துடைத்து மூட்டையாக வைத்திருந்ததை எடுத்துக்காட்டி-னான். அதை திறந்து பார்த்த கணபதியப்பன் அதில் எண்-ணெயில் ஊறிக்கிடந்த நான்கைந்து துணிகள் இருந்தன.

அப்பா இந்த துணிகளை கொண்டு போய் பிழிந்தால் குறையாமல் ஒரு லிட்டர் எண்ணெய் கிடைக்கும். இவர் தினமும் துடைப்பது போல் எண்ணெயில் முக்கி பிளாஸ்டிக் பையில் போட்டு எதிரில் உள்ள குப்பைக்கூடையில் போட்டு விடுவார். அடுத்த அரை மணி நேரத்தில் இவர் ஏற்பாடு செய்திருந்த அம்மாள் வந்து பொறுக்கிக்கொண்டு போய் விடுவார்.நான் எப்படி இதை கண்டு பிடித்தேன் என்றால் மாநகராட்சி வண்டி வந்து நம் கடை எதிரில் உள்ள குப்-பைகளை அள்ளும் பொழுது இவர் போட்டிருந்த எண்ணெய் பை அங்கில்லை.அப்படியானால் அந்த பை யாராலோ எடுக்கப்பட்டிருக்க வேண்டும் என்று முடிவு செய்து காலை-யில் நானே நம் கடை ஓரத்தில் காத்திருந்து அவர் இந்த மூட்டையை வெளியே குப்பை கூடையில் போட்டுவிட்டு சென்ற பின்னால் எடுத்து வந்து விட்டேன். உங்களுக்கு நாளொன்றுக்கு இரு வேளையும் ஒரு லிட்டர் எண்ணெய் இப்படி போனால் அளவு குறைவாகத்தானே இருக்கும் என்று சொன்னான். கணபதியப்பன் ராமுவின் துப்பறியும் மூளையைக்கண்டு வியப்புடன் அவனை தழுவிக்கொண்-டார்.

5. முனியாண்டியின் மூளை

- ஸ்ரீ.தாமோதரன்

முனியாண்டி இரண்டு நாளாய் கவனித்து கொண்டுதான் இருக்கிறான். அவன்

அப்பா காத்தமுத்து பயந்துவிட்டவர் போல் காணப்படு-கிறார். இவன் பள்ளிக்கு செல்லும் முன்னர் அப்பாவிடம் சொல்லி விட்டுத்தான் செல்வான். இந்த இரண்டு நாட்க-ளாக அப்பா சரியில்லை என்பது அவர் முகபாவனையில் கண்டு கொண்டான்.

முன்னெல்லாம், போயிட்டு வர்றேம்ப்பா என்று சொன்-னால் சூதனாமா போயிட்டு வா என்று மகிழ்ச்சியுடன் சொல்லி அனுப்புவார். இப்பொழுது அவனை பயந்து பயந்து பார்க்கிறார். பத்திரம்,பத்திரம் அடிக்கடி சொல்லி அனுப்புகி-றார்.காலையில் அம்மாவிடம் கூட முனியாண்டி கேட்டான், அப்பாவுக்கு என்னம்மா ஆச்சு, இரண்டு நாளா பயந்த-மாதிரிஇருக்கறாரு. அம்மா, சட்டென அதெல்லாம் ஒண்-ணுமில்லை., நீ சீக்கிரம் ஸ்கூலுக்கு கிளம்பற வழிய பாரு என்று அவனை விரட்டுவதிலேயே குறியாயிருந்தாள்.

முனியாண்டி அந்த ஊரில் உள்ள அரசு பள்ளியில் ஏழாம் வகுப்பு படிக்கும் மாணவன். அவன் அப்பா காத்த-முத்து அந்த ஊரில் இருந்த ஒரு பணக்கார சேட்டு பங்க-ளாவில் காவல்காரனாய் இருக்கிறார். தினமும் மாலை ஆறு மணிக்கு சேட்டு வீட்டு காம்பவுண்டு கேட்டுக்கு காவலுக்கு சென்றால் மறு நாள் எட்டு மணிக்குத்தான் வீட்டுக்கு வரு-வார். முனியாண்டி ஸ்கூல் போகும் வரை விழித்து அவனை பள்ளிக்கு அனுப்பிவிட்டு தூங்கப்போவார். பகலில் தூங்கி-னால்தானே இரவு முழுக்க தூங்காமல் காவல் காக்க முடி-யும்.

வகுப்பில் முனியாண்டிக்கு மனசே சரியில்லாமல் இருந்-தது, அவன் அப்பா ஏன் பயந்த மாதிரி இருக்கிறார். அவர் நல்ல உயரமும் நல்ல தைரியசாலியாகவும் இருப்பவர்.எப்-பொழுதும் சிரிப்புடனே இருப்பவர், இரண்டு நாட்களாகத்-தான் இப்படி இருக்கிறார். என்னவென்று தெரியவில்லையே/ இப்படி சிந்தனையிலேயே இருந்தவனை யாரோ பிடித்து உலுக்கவும் சட்டென சுயநினைவுக்கு வந்தான்.

டேய் என்னாச்சுடா, அப்படியே யோசனையாகவே இருக்கறே? பக்கத்தில் உட்கார்ந்திருக்கும் நண்பன் ஆரோக்கியம் கேட்டான்.

ஒண்ணுமில்லைடா, என்று இவன் சொன்னாலும், ஆரோக்கியம் விடவில்லை.

உண்மையை சொல்லு, என்று வற்புறுத்தவே, இவன் தன் தந்தை இப்படி கவலையில்

இருப்பதை சொன்னான்.

அவ்வளவுதானே கவலையை விடு, நான் அந்த பங்களா வழியாகத்தான் பள்ளிக்கு வருகிறேன். அதுபோக எங்க ஏரியாவுல இருந்து ஒரு அக்காவும் அந்த பங்களாவுக்கு பாத்திரம் கழுவி கொடுக்கும் வேலைக்கு சென்று வருகிறாள். அதனால் நாளை காலையில் என்ன விசயம் என்று கேட்டு சொல்கிறேன் என்றான்.

மறுநாள் ஆரோக்கியம் சொன்ன செய்தி முனியாண்டிக்கு அதிர்ச்சியாக இருந்தது. சேட்டு வீட்டில் விலையுயர்ந்த வெள்ளி தட்டும், டம்ளரும் காணாமல் போய் விட்டது. அவர்கள் போலீசில் புகார் கொடுக்கவில்லை. ஆனால் அந்த பங்களாவில் வேலை செய்து கொண்டிருக்கும் அனைவரையும் கூப்பிட்டு இன்னும் ஒரு வாரத்தில் அந்த பொருள் திரும்பி வந்தாகனும், அப்படி வரலையின்னா போலீஸ் கம்ளெயிண்ட் கொடுத்துடுவேன். அவங்க எல்லாத்தையும் பிடிச்சு விசாரிக்க ஆரம்பிச்சா உங்களுக்குத்தான் அவமானம் அப்படீன்னு சொல்லிட்டாங்க. இதுல காத்தமுத்துவும் அடக்கம். அதனாலதான் அவரால இரண்டு நாளா வீட்டுல நிம்மதியா இருக்கமுடியலை.

முனியாண்டிக்கு மனசுக்குள்ள திடீருன்னு ஒரு தைரியம், அப்பாகிட்ட போனான், அப்பா உனக்கு என்ன பிரச்சினைன்னு தெரிஞ்சு போச்சு, நான் வேணா இன்னைக்கு உன் கூட காவல்காக்க துணைக்கு வாறேன், அங்க சேட்டு ஐயா இருந்தா அவர்கிட்ட பேசறேன்.

மகனை அன்புடன் பார்த்த காத்தமுத்து, வேணாண்டா, அங்கெல்லாம் நீ வரக்கூடாது, முதலாளி ஒத்துக்கமாட்டாரு,

என்று சொன்னான். அதெல்லாம் முடியாது இன்னைக்கு நான் உன் கூட வரத்தான் போறேன், பிடிவாதம் பிடிக்கவும், முனியாண்டியின் அம்மா, அவனையும்தான் கூட்டிட்டு போங்களேன். வேறு வழியில்லாமல் அன்று இரவு முனி-யாண்டியையும் கூட்டி சென்றான்.

இரவு காவல் வேலையை எடுக்கப்போகும் முன் தன் மகனையும் சேட்டுவிடம் கூட்டி சென்றான். பங்களாவுக்குள் நுழைந்தவுடன் ரோஜாப்பூவின் வாசனை அப்படியே மனசை மயக்கியது. அப்பாவிடம் அது என்னப்பா இப்படி ஒரு வாசனை என்று கேட்டான். அது ஒரு செண்ட், எப்பொ-ழுதும் வேலையாள் பங்களாவை கூட்டி துடைத்து அந்த செண்டை தெளித்து விடுவார்கள். காலையிலும், மாலையி-லும் இப்படி செய்வார்கள் என்று சொன்னார்.

பங்களாவுக்குள் சேட்டு உட்கார்ந்திருந்தார். முனியாண்டி தைரியமாக சேட்டுவிடம் ஐயா, எங்கப்பா உங்க கிட்ட பதி-னஞ்சு வருசமா வேலை செய்யறாருன்னு எங்கிட்ட சொல்-லியிருக்காரு. அப்படி பட்டவரை நீங்க சந்தேகப்படறீங்களா?

சேட்டு அவனை வியப்புடன் பார்த்து தம்பி உங்கப்பா மாதிரி மூணு பேரு எங்கிட்ட பதினைஞ்சு வருசமா இருக்-காங்க. அவங்களுக்காகத்தான் நான் போலீஸ் கேஸே கொடுக்கலை. ஆனா இந்த திருட்டை கண்டுக்காம விட்டா, மறுபடி மறுபடி நடந்துகிட்டே இருக்கும், அதனாலதான் ஒரு வாரம் டைம் கொடுத்திருக்கேன்.

நீ எத்தனையாவது படிக்கிறே? என்று அன்புடன் கேட்க, இவன் பணிவாக எல்லா பதில்களையும் சொன்னான்.

மறு நாள் நண்பன் ஆரோக்கியத்திடம் அவன் அப்பாவு-டன் காவல் வேலைக்கு போனதையும், அப்பொழுது பங்க-ளாவுக்கு போனதையும், சேட்டுவிடம் பேசியதையும் சொன்-னான். அந்த பங்களாவில் இருந்த ரோசாப்பூ மணம் பற்றி-யும் சொன்னான்.

நண்பன் இதென்ன பிரமாதம் என் வீட்டுலயும் செண்ட் பாட்டில் வச்சிருக்கேன், பாக்கறயா? என்று சொன்னான். உனக்கு எப்படி கிடைச்சுது,? ஆரோக்கியத்திடம் முனி-

யாண்டி கேட்டான், நான் சொன்னேனில்லையா, அந்த சேட்டு பங்களாவுல பாத்திரம் கழுவ போற அக்கா எங்கம்மா கிட்ட கொடுத்துச்சு.பங்களாவுல எல்லாருக்கும் சும்மாவே கொடுப்பாங்களாம், வச்சுக்கன்னு சொல்லி கொடுத்துச்சு.

அப்படியா என்று வியப்புடன் கேட்டான் முனியாண்டி.

மாலை வீட்டுக்கு போனவுடன் அவன் அப்பாவிடம் இதை பற்றி பேசினான்.அப்புறம் வேறு சில விசயங்களையும் தெரிந்து கொண்டவன், இன்றைக்கும்

பங்களாவுக்கு வருவதாக சொன்னான்.

வழக்கம்போல காத்தமுத்து சேட்டுவிடம் இரவு பணிக்கு சேருவதற்கு முன்னர் அவரிடன் சொல்லிப்போக வந்தார். கூட முனியாண்டியும் இருப்பதை பார்த்த சேட்டு என்ன காத்தமுத்து படிக்கிற பையனை இராத்திரி இப்படி கூட்டி வரக்கூடாது, அப்புறம் படிப்பு கெட்டுவிடும் என்று சொன்னார்.

முனியாண்டி ஐயா என்னை மன்னிக்கனும், நானாகத்தான் வந்தேன் உங்களுக்கு ஒரு விசயம் சொல்லணும்னு வந்துருக்கேன், பணிவாக சொல்லிவிட்டு,

உங்க வெள்ளி தட்டும், டம்ளரும் எங்க இருக்கும் அப்படின்னு கண்டு பிடிச்சுட்டேன். ஆனா நான் சொல்றமாதிரி நீங்க செஞ்சா அதை சத்தமில்லாம கைப்பற்றிடலாம்.

சொன்னவனை கூர்ந்து பார்த்த சேட்டு, மேலே சொல்லு என்று தலையாட்ட இவன்

தனது யோசனையை சொன்னான்.

இரண்டு நாட்கள் ஓடியிருந்தன. வெள்ளித்தட்டும், டம்ளரும் அந்த பாத்திரம் கழுவும் பெண்ணிடம் இருந்து கைப்பற்றப்பட்டு விட்டன. முனியாண்டியின் யோசனைப்படி ஒருவன் வியாபாரியை போல் வேசமிட்டு அந்த பெண்ணிடம் மெல்ல பேச்சு கொடுத்து நல்ல விலை தருவதாக சொல்ல அவளும் சேட்டு வீட்டில் எடுத்து வந்த அந்த பொருட்களை இவனிடம் கொடுத்து பணம் கேட்டாள்.அது மட்டுமல்ல, வேறு சில இடங்களில் இருந்து எடுத்து வந்திருந்த பொருட்களையும், விலைக்கு கொடுப்பதாக தெரிவித்தாள்.

அது போதுமே, சத்தமில்லாமல் போலீசுக்கு போவதாக சொல்லி எல்லா பொருட்களையும் மீட்டு விட்டனர். அவளிடம் இருந்து கைப்பற்றிய பொருட்களை அவரவர் இடத்திலும் சேர்ப்பித்து விட்டனர்.

முனியாண்டியின் மூளையை பாராட்டிய சேட்டு அவன் இறுதி வகுப்பு வரை படிக்கும் செலவை தான் ஏற்றுக்கொள்வதாக தெரிவித்து விட்டார்.

முனியாண்டியின் அம்மா கேட்டாள், எப்படிடா கண்டு பிடிச்சே?

அப்பா இதுவரைக்கும் எந்த செண்ட் பாட்டிலும் வீட்டுக்கு கொண்டு வந்ததில்லை. பங்களாவுல இந்த மாதிரி எந்த பொருளும் சும்மா கொடுக்கறாங்கன்னு நம்மகிட்ட இதுவரைக்கும் சொன்னதும், இல்லை.

உண்மைதான் நேர்மை இருக்கும் இடத்தில் தைரியம் இருக்கும் குட்டீஸ்.

6. மூளைக்கூலிகள்

- நிலாவண்ணன்

கே.எல்.ஐ.ஏ, எனும் கோலலம்பூர் அனைத்துலக விமான நிலைய காத்திருப்பு முகப்பு. அன்றுதான் சுப்பிரமணியமும் செல்லம்மாவும் முதன் முறையாக வந்திருந்தார்கள். விமான நிலையத்தின் பரபரப்பும் சுறுசுறுப்பும் அனைத்துலகப் பயணிகளின் சலசலப்பான உரையாடல்களும் எதை யோசிப்பது எதை விடுவது என்று தெரியாமல் குழம்பிப்போய் நின்றுகொண்டிருந்தார்கள்.

மகன் அரசனை யார் யாரோ வந்து வாழ்த்தினார்கள். அவன் அருகில் நின்று போட்டோ எடுத்துக் கொண்டார்கள். ஒரு சிலர் வந்து இவர்களுக்குக் கை நீட்ட கை கொடுக்கும் கலையை அறியாதிருந்தும் முதன் முறையாக அன்று கொஞ்சமாகக் கற்றுக்கொண்டார் சுப்பிரமணியம். செல்லம்மாவுக்கு இன்னும் சற்றுக் கூடுதலான தடுமாற்றமாகிப் போனது. அவரைப் பார்த்துக் கை கூப்பி வணக்கம் சொல்-

பவர்களைப் பார்த்து என்ன செய்வது என்றே தெரியாமல் விழித்து மலர்ந்தும் மலராத சிரிப்பு என்ற ஒன்றை முகத்தில் நெளிய விட மட்டுமே முடிந்தது.

மகன் அரசனை போன்றே இன்னும் சில வாலிபர்களுக்கும் பூங்கொத்து கொடுப்பதும் வாழ்த்துச் சொல்லிக் கட்டி அணைத்து உச்சி முகர்வதிலிருந்தும் அவர்களும் தன் மகனைப் போன்றே வெளிதேசத்திற்குப் போகிறார்கள் போலும் என நினைத்துக் கொண்டார்கள்.

பல ஆண்டுகளுக்கு முன்னால் ஒருநாள் ஒரு தமிழ் நாட்டுக் கிராமத்து ரயில் நிலையத்தில் நடந்த அந்தக் காட்சியை மனக் கண் முன் கொண்டு வந்து நிறுத்திப் பார்த்தார் சுப்பிரமணி.

'ஐயா, சுப்பிரமணி... நீதான்யா குடும்பத்துக்கு தலச்சன் பிள்ள... நீ எங்களை விட்டுட்டு அக்கர சீமக்கிப் போயிட்டா வயசான எங்களையும் ஒனக்கு கீழ நஞ்சானும் குஞ்சானுமா நிக்கிற இந்த புள்ளைங்களையும் யாருப்பா காப்பாத்தப் போறா..?'

வயசாளியான சுப்பிரமணியத்தின் தந்தையின் இடுங்கிய கண்களிருந்து வரவிருந்த ஒரு சொட்டுக்கரிசல்மண் கண்ணீரும் அந்த மதிய வெயில் நேரத்தில் காய்ந்து போனது.

தந்தைசொல்லோ தாயின் கோரிக்கைகளோ உடன் பிறந்த பிறப்புக்களின் வெறுமை தாங்கிய முகங்களோ சுப்பிரமணியத்தின் அயல் தேசத்தின் பயணத்துக்குத் தடைக்கல்லாக இருக்க முடியாததாக இருந்தது. அப்படியிருந்தால் அதற்கான காரணத்தைச் சரியாகச் சொல்லவும் தயார் நிலையிருந்தான் சுப்பிரமணியம்.

'உங்களையும் இதோ பாதி கட்டி மீதி வெறும் உடம்போட நிக்குதுங்களே ஏந் தம்பி தங்கச்சிங்க அதுங்களுக்கு ஒரு நேரமாவது வயிறு நெறையணும். உங்க முழு ஒடம்புக்கும் துணி வேணும்பா...ஒரு வேள கஞ்சி குடிச்சிட்டு மீதி நேரம் கொலப்பட்டினியா கெடக்கிறமே... மூனு நேரம் வயிறார சாப்பிடணும்... அதுக்காக நான் வெளி நாட்டுக்கு போய்த்தான் ஆகணும்...!'

மகனின் இந்த அழுத்தமான சொற்பிரவாகத்துக்கு முன் அந்த வயசாளிகளுக்கு எந்த ஒரு பதிலும் இல்லாமல் போனது. அவனை ரயில் ஏற்றக் கூட அவர்கள் மலைக்கு அடிவாரத்திலிருந்த குக்கிராமத்திலிருந்து கால் நடையாகத்-தான் பிரயாணிக்க முடிந்தது.

மகனின் மலாயா நாட்டுப் பயணத்திற்கு அவனது தந்தை அவர்களுக்கு இருந்த ஒரே பூர்வீகச் சொத்தான இரண்டு காணி புன்செய் நிலத்தின்மேல் கடன் வாங்கியிருந்தார். அது அவர்களுக்கு வாழ்வாதாரமாகவும் இருந்தது. 'மகன் சம்பா-தித்து பணம் அனுப்பினா அதை மீட்டுடுவே..!'என விழி ஓரங்களில் நம்பிக்கை துளிர்த்த ஈரத்தொடு சுப்பிரமணியின் கையில் பணத்தைக் கொடுத்தார் தந்தை.

'இது என்ன பெரிய காசு மலாயா நாட்டுக்குப் போயி இந்த பணத்த ஒரு வருசத்துல சம்பாதிச்சு அனுப்பி நெலத்த மூட்டுக்க சொல்லணும்.. ஏங் குடும்பம் மத்தவங்க மதிக்க பசேல்ன்னு இருக்கணும்... மவன் வெளி நாட்டுக்குப் போயி அம்மா அப்பா ஒடன் பொறந்தவங்கள நல்லா வாழ வைக்-கிறாம்பா..!'

அவன் நெஞ்சத்தில் இப்படித்தான் எண்ணங்கள் பதிவு செய்யப்பட்டிருந்தது காப்போது..அந்நேரத்தில்..!

வாலிபத்தில் மலாயாவுக்குக் கப்பலேறிய அவனுக்கும் அவனைப் போலவே கப்பல் இறங்கியவர்களுக்கும் 'சஞ்சிக்-கூலிகள்' என ஒரு அழுத்தமான முத்திரை குத்தப்பட்டது அன்று!

தோட்டத்து ரப்பர் காட்டில் மீனாச்செடிகளின் கூர்மை-யான முட்கள் குத்தி கடுகடுத்ததையும் புறந்தள்ளி உடம்-பெல்லாம் வழிந்துத் தெப்பமாக ஓடிய வியர்வையையும் வழித்தெறிந்து கடுமையாக உழைத்தான். அக்கணம், பெற்-றெடுத்தவர்களையும் உடன் பிறப்புக்களையும் குளிர்வித்து-விட வேண்டுமெனும் வைராக்கியம் மட்டுமே கண் முன் விஞ்சி நின்றது.

எதுவரை..?

கண்ணம்மாளின் துறுதுறுத்த இளசான விழிகளையும் உடல் வனப்பில் நீக்கமற நிரம்பி வழிந்த அளவான அங்கச் செழிப்புகளையும் காணும் வரை..!

தோட்டத்தின் ஒரு மூலையில் ஒரு ரம்மியமான மாலைப் பொழுதில் ரப்பர் மரங்களிடையே நடந்த சந்திப்பில் 'என்னய வுட்டுட்டு வூருக்கு போவணுமா•••அப்பிடி போயிட்டா நான் உயிரோட இருப்பேன்னு நெனக்கிறீங்களா..?'

இந்தக் கேள்வியைக் கேட்டபோது அவளது கண்களின் ஓர எல்லைகள் ஈரமாகியிருந்தன.. அந்த இளநங்கையின் ஒற்றைக் கேள்வியும் எழில் கொஞ்சிய ஆயிழையின் இளவிழியோர நீர்த்திவலைகளும்சுப்பிரமணியத்தின் வாழ்க்கையையே சுனாமியாகப் புரட்டிப் போட்டுவிட்டது.

தோட்டம் களை கட்டியது. இளைஞர்கள் காட்டுக்குச்சென்று சின்னதும் பெரியதுமான மூங்கில்களும் குரங்கு பாக்குக் குலைகளும் வெட்டி மாட்டு வண்டியில் ஏற்றிக் கொண்டு வந்து பெரிய பந்தல் போட்டார்கள். அதனுள்ளே, நகரத்திலிருந்து வந்த இலக்கிய சங்கத் தலைவர் உரையாற்றகுழுமியிருந்தோர் கைதட்ட சுப்பிரமணியம் தாலி அணிவிக்கசெல்லம்மாள் மனைவியாகி விட்டாள். அவளது இளமை உடல் செழுமையில் இரண்டறக் கலந்து குடும்ப வாழ்க்கைக்குத் தயாராகிப் போனான். அதன்பின்பு, பெற்றோரும் ரத்த பந்தங்களும் அந்நியமாகி தொலைந்து தொலை தூரத்திற்குபோயேபோய்விட்டார்கள். அவன் தந்தை அவனுக்காகக் கடன்பட்ட நிலம் மீட்கப் பட்டதா..? தாயும் தந்தையும் உடன் பிறப்புக்களும் என்னவானார்கள் என்பதை முழுஉடம்பையும் மறைக்கத் துணி கட்டினார்களா வயிறார உண்டார்களாஎன்பதைஎண்ணத்திலிருந்து காண்டித்து விட்டான்பாசமகன், வைராக்கிய நெஞ்சன் சுப்பிரமணியம்.

சில ஆண்டுகளே சுப்பிரமணியத்துக்கு மோகமும் ஆவலும் இருந்தன. வாழ்க்கையின் வெளிச்சம் தோட்டத்திலுள்ள மற்றவர்களைக் காட்டிலும் அவர்களுக்குத் தெரிந்து போக மற்றவர்களை விட உயர்ந்து நிற்க,'ஏழ்மையை விரட்டி பொருளாதாரத்தை அணைத்துகொள்,' என்னும் மந்திரமும்

மனதுக்குள் ஆழமாகப் படிந்து போக கணவன் மனைவி இருவரும் வாழ்க்கையில் முன்னேற வேண்டும் என்னும் உன்னத உணர்வோடு உழைத்தார்கள். கடின உழைப்பு கைமேல் பலன் கொடுத்தது. இப்போது அதிகம் இல்லாவிட்-டாலும் பக்கத்து நகரில் தரை வீடொன்று உடைமையாகியி-ருந்தது.

பிள்ளைகளின் கல்வியை உயிர் மூச்சாகச் சுவாசித்ததில் பெரிய மகன் அரசன் எஸ்.டி.பி.எம் தேர்வில் சிறந்த முறை-யில்தேர்ச்சி பெற்றிருந்தான். மற்றைய மூன்று பிள்ளைகளும் முதல் மகனைப் போலவே தேர்வில் மிகச் சிறந்து சுப்பிரம-ணியமும் செல்லம்மாவும் பூரிப்பில் மிதக்கும் நிலையை ஏற்-படுத்தியிருந்தார்கள்.

இப்போதுதான் அவர்களுக்கு உண்மையான பிரச்சினை-கள் ஒவ்வொன்றாக முளை கட்டத் தொடங்கின. முதல் மகன் அரசன் அரசாங்கப் பல்கலைக்கழகத்தில் இடம் கிடைத்தும் தனியார் பல்கலைக் கழகத்தில் அறிவியல் பட்-டம் பெறுவதே தன் வாழ்க்கையின் லட்சியம் என உறு-தியாகச் சொல்லி விட்டான். ஜெர்மன் நாட்டில் மோட்டார் வாகன நிபுணத்துவத் துறையில் பட்டம் பெற அரசாங்கக் கல்விக் கடன் பெற்றது போக மீதிப் பணத்தைத் திரட்ட ஒரே உடைமையான வீட்டை விற்க வேண்டியதாகவிருந்தது.

"நம்மகிட்ட உள்ளதே ஒரு வீடுதான். அதையும் ஒரு பிள்ளை படிப்புக்கே வித்து செலவு செய்துட்டா மத்த பிள்-ளைங்க படிப்புக்கு எப்படிங்க..? மனைவி ஒருநாள் தன் ஆதங்கத்தைச் சொல்ல, "அட நீ ஒன்னு அரசன் படிப்புக்கு ஒரு நல்ல வேல கெடைக்கும்... அவன் தன்னோட தம்பி தங்கச்சிங்க படிப்புக்கும் நமக்கும் உதவுவான்... நீ கவலைப் படாம இரு..!" சுப்பிரமணியம் தன் துணைவிக்கு ஆறுதலும் தேறுதலும் சொன்னார்.

அந்நேரத்தில்தான்....!

சுப்பிரமணியத்தின் எதிர்பார்ப்பில் ஒரு விரிசல் விழுந்தது மகன் வாயிலாக...அது என்னவென்றால்: 'நான் படிச்ச

படிப்புக்கு எனக்கு இருக்கிற கல்வித் தகுதி, திறமைக்கு வெளிநாட்டுக்குப் போனாதான் நெறையசம்பாதிச்சு வசதியா வாழ்க்கையை அமைச்சிக்க முடியும்!' என்பதுதான் அந்த முடிவான தீர்ப்பு.

'என்னய்யா வெளிநாட்டு வேல... நாம தான் அங்கன போயி வேல செய்யறவங்களுக்கு கையும் பையும் நெறைஞ்சு போயிருக்கறதா நெனச்சிக்கிறோம்... ரொம்பப்பேரு வெடியகால கோழி கூவறதுக்கு முன்னாலயே எழுந்துகிட்டா அன்னக்கி ராத்திரி எட்டு மணிக்குத்தான வீட்டுக்கு வந்து படுக்க வேண்டியிருக்கு... அதுலயும் சில பையனுங்க மேல குடும்பப் பார்வை இல்லாததனால சம்பாதிக்கிற பணத்த குடியும் கும்மாளமா எறச்சுடறதா தெரியுது. அதுக்கு நம்ம நாட்டுலய வேல செஞ்சு கொஞ்சம் கொறஞ்ச வருமானமா இருந்தாலும் நிம்மதியா இருந்துட்டு போகாலமேய்யா...நம்ம நாட்ல இல்லாத வசதியும் வாய்ப்புமா!'

அன்று ஒருநாள், வெளிநாட்டு வேலை பற்றி நண்பர் ஒருவர் சொன்னது மனத்தின் ஒரு பக்கவாட்டில் ரீங்கரித்துக் கொண்டிருந்தது. அப்போது, சுப்பிரமணியத்தின் மன ஆழத்தில் என்றோ பதிந்திருந்த அந்த முள் உறுத்தியது. தாயும் தந்தையும் உடன் பிறப்புக்களும் வறுமைக் கோலத்துடன் நின்ற காட்சி பழுப்பேறிப்போன வெள்ளை கறுப்பு நிழற்படமாக.

'வேண்டாய்யா அரசு... நீ எங்கள விட்டுப் பிரிஞ்சு வெளி நாட்லதான் போய் வேல செஞ்சு சம்பாதிக்கணும்ணு இல்ல... ஓம் படிப்புக்கு ஏத்த வேல நம்ம நாட்லயே கெடைக்கும். அதனால இங்கயே ஒரு வேல தேடி செய்யறதுதான் எனக்கு நல்லதாப் படுது.. அதோட உனக்குப் பெறகு ரெண்டு பிள்ளைங்களைப் படிக்க வைக்கணும்.. அதுக்கு உன்னோட வருமானமும் தேவையாயிருக்கு..! உன்னோட படிப்புக்கு நம்ம கிட்ட இருந்த ஒரு வீட்டையும் விக்க வேண்டி வந்துடுச்சு... எனக்கும் உங்க அம்மாவுக்கும் வயசும் ஆகிப் போச்சு..!'

தந்தையின் வேண்டுகோளும் ஒருவகை கெஞ்சுதலோடு மகனுக்கு முன் வாசித்தளித்த விண்ணப்பங்களும் சருகாகப் போயிருந்தன. அரசன் தன் பிடியில் உடும்புகூட தோற்று விடும் உறுதியில் இருந்தான். அவன் படித்த நிபுணத்துவத் துறையில் 'டாலர்' வருவாயில் அமெரிக்க நிறுவனத்தி-லிருந்து வேலைக்கு அழைப்புக் கடிதம் வந்திருந்தது. அதனால், வெளிநாட்டு அதுவும் அமெரிக்க நாட்டு வெளிச்-சம் அவன் மனமெல்லாம் பிரகாசிக்க மற்ற எதையும் யோசிக்க வேண்டியவனாயிருக்கவில்லை.

'அரசன், மோட்டார் தொழில் நுட்பத் துறையில ஆய்வு செய்துபுதிய கண்டு பிடிப்புக்கள கண்டுபிடிக்கிற அளவில சிறப்பா தேர்ச்சி பெற்று இருக்கிறீங்க... இங்கயே ஒரு சின்ன அளவு தொழிலையோ தொழிற்சாலையையோ ஆரம்பிக்கலாம். அதோட நம்மகிட்ட அதற்கான முதலீடு இல்லாவிட்டாலும் அதுக்கு கடன் வசதி செய்து கொடுக்க நம்ம சமுதாயத்திலயே தூரநோக்கு சிந்தனை கொண்டவங்க இருக்காங்க... நம்மைப் போன்ற இந்திய இளைஞர்கள் ஒன்று சேர்ந்து செய்தோம்னா நம்ம வருங்கால இளைய வேலையில்லா பட்டதாரிகளுக்கும் வேல கொடுக்க முடி-யும்..!'

அவனுடன் கல்வி கற்றுத் தேறிய ஒரு நண்பன் கூறிய கருத்துக்கு, "எனக்கு அதில ஆர்வம் இல்ல, படிச்சதுக்கு வெளிநாட்ல ஏற்ற வேலய தேடிக்கிட்டு கைநெறைய சம்ப-ளம் எடுத்து 'லைப்'ல செட்டில் ஆகற விட்டு என்னய்யா சமுதாயம் அது இதுன்னு பேசிக்கிட்டு..!" இப்படி முகத்தில் அறையாத குறையாகப் பேச அந்த நண்பன் அன் றையிலிருந்துஇவனைப் பார்த்தால் கொஞ்சம் விலகியே சென்று விடுவான்.

'அப்பா, அவங்க அத சொல்றாங்க இதைச்சொல்றாங்-கன்னு கண்டவங்க பேச்சையெல்லாம் கேட்டுக்கிட்டு நிக்-காதீங்க... உங்களையும் அம்மாவையும் நல்லா வச்சிருக்க-ணும்... என்னோட தம்பி தங்கச்சிங்க என்னைப் போலவே

மேல் படிப்பு படிக்கணும்... அதுக்கு நான் வெளி நாட்டுக்-குப் போய் வேல செய்யணும். நம்ம நாட்ல வேல கெடைக்-குந்தான்... என் படிப்புக்கேத்த சம்பளம் வெளிநாட்ல தான் கெடைக்கும்...!'

இறுதியாக மகன் சொன்ன சொற்கள் சுப்பிரமணியத்தின் மனதுக்குள் நுழைந்து ஒரு குடைச்சலை ஏற்படுத்தியது. 'அன்று அப்படித்தானே... வாழ வழி இருந்தும் வாயசாளி-களான பெற்றோரையும் உடன் பிறப்புக்களையும்விட்டுவிழி-களில் சோகம் சுமக்க இந்த நாட்டுக்கு கப்பல் ஏறி வந்-தேன்'.

***

விமான நிலையத்தின் வெளி வாசலிலேயே நின்று மகனுக்குக் கையசைத்து வழியனுப்பி பயணிகள் கூட்டத்தில் அவன் கலந்து பார்வை மறையும் வரை காத்திருந்து வெளியே வந்தார்கள் சுப்பிரமணியமும் செல்லம்மாவும்.

அப்போது..!

சுப்பிரமணியத்தின் விழிகளில் எதற்காகவோ சுரந்த நீர் குளிர் அறையிலும் காய்ந்து போயிருந்தது.

7. இரண்டாவது மூளை

- வெண்பூ வெங்கட்

"சொல்லுங்க மாமா. நீங்க என்ன சொன்னாலும் கேட்கு-றேன். இந்த போட்டித்தேர்வில நான் முதல் 3 இடத்துகுள்ள வரணும்" என்றேன் நான்.

என்னால் மாமா என்றழைக்கப்பட்ட மருதமூர்த்தி அறுப-துகளின் தொடக்கத்தில் இருந்தார். என் அப்பாவும் அவரும் பால்ய காலத்து நண்பர்கள் என்பதாலும், என் அப்பா அகால மரணமடைந்த பின்னர் தாயும் இல்லாமல் தனி மரமாக நான் நின்ற போது என் படிப்பிற்கான முழு செல-வையும் செய்தவர் அவர் என்பதாலும் அவர் மீது எனக்கு முழு மரியாதை உண்டு. மற்றவர்கள் அவரை அங்கிள்

என்று விளித்தபோதும் மாமா என்று கூப்பிடுவது என்னவோ எனக்கு அவரை மிக நெருக்கமாக உணர்த்தியதால் எனக்கு மாற்றத் தோன்றவில்லை.

மருதமூர்த்தி மாமா ஒரு சராசரி அறிவியல் ஆராய்ச்-சியாளனுக்குரிய எல்லா இயல்புகளையும் கொண்டிருந்தார்; சரியான உடை உடுத்தாதது, முக்கியமான விசயங்களை மறந்து போவது என்று. அவரது சகா கிருஷ்ணகுமாருடன் இணைந்து ஏதோ ஒரு ராணுவ தளவாடங்களைக் குறித்த ஆராய்ச்சியில் ஈடுபட்டிருந்தார் என்பதாக நினைவு. கிருஷ்-ணகுமார் அங்கிளும் அப்பாவின் நண்பர்தான்.

நான் மருதமூர்த்தி மாமாவிடம் பேசிக் கொண்டிருந்தது அடுத்த வாரம் நடக்க இருக்கும் முக்கியமான போட்டித் தேர்வைப் பற்றி. அதில் வெற்றி பெற்றால் எனக்கு மேற்ப-டிப்புக்கான அமெரிக்க நுழைவு சுலபமாக இருக்கும், அதன்-பின் என் கனவான நாசாவில் நுழைவதற்கு எனக்கு எந்த தடையும் இருக்காது. ஆனால் அந்த தேர்வுக்கு நான் படித்த முதுகலை இன்சினியரிங் மிகக் குறைந்த அளவே உதவப் போகிறது. அது பற்றி ஏற்கனவே அவரிடம் சொல்-லியிருக்க, அது பற்றி பேச என்னை பார்க்கிற்கு அழைத்தி-ருந்தார்.

"ஒரு வழி இருக்குப்பா. ஆனா அது 100% இல்லீகல்" என்றார்.

"என்ன வழி மாமா?" அவரை அவசரப்படுத்தினேன்.

"நான் என்ன ஆராய்ச்சி பண்ணிட்டு இருக்கேன்னு உனக்குத் தெரியுமா?"

"ஏதோ ராணுவத்துக்காக அதிநவீன கருவிகள் சம்பந்தமான்ற அளவுக்கு தெரியும் மாமா. ராணுவம் சம்பந்தப் பட்டதா இருக்குறதால நான் இதைப்பத்தி மீரா கிட்டக் கூட எதுவும் கேட்கிறதில்லை" மீரா அவரது அழகான திருமணமாகாத மகள். என் சிறுவயதுத் தோழி. அவள்தான் ஆராய்ச்சியாளர்கள் இருவருக்குமான ஒரே உதவியாளினி. நான் அவரை மாமா என்றழைப்பதற்கு

அவளும் ஒரு காரணம்.

"அந்த ஆராய்ச்சி நான், கே.கே.கூட சேர்ந்து பண்றது. அடிப்படையில நான் உயிரியல் விஞ்ஞானின்றதால மூளை-யைப் பத்தியும் ஆராய்ச்சிப் பண்ணிட்டிருக்கேன். இது வெளிய யாருக்கும் தெரியாது. கே.கே.க்குக் கூட முழு விவரம் தெரியாது"

"ஓ.."

"ஒரு மனுசனோட மூளையோட திறனை அதிகரிக்கறது எப்படின்றதுதான் என்னோட ஆராய்ச்சி, மூளைக்கு ரெண்டு விதமான திறமைகள் இருக்கு, கம்ப்யூட்டர் மாதிரியே, ஒண்ணு தகவல்களை சேமிச்சிக்குற மெமரி பவர், இன்-னொன்னு சேமிச்சத் தகவல்கள தேடற ப்ராசசிங் பவர், கம்ப்யூட்டர் ப்ரோக்ராம் மாதிரின்னு வெச்சிக்கேன்"

"ம்"

"என்னோட ஆராய்ச்சியின் மூலமா நான் இது ரெண்-டையுமே அதிகப்படுத்தறதுல வெற்றியடைஞ்சிட்டேன்னுதான் சொல்லணும்"

"வாவ்•••க்ரேட்"

"இத வெளிய சொல்றதா வேணாமான்னு இன்னும் முடிவு பண்ணல. ஏன்னா இது எவ்வளவுக்கு எவ்வளவு நல்-லதோ அவ்வளவுக்கு அவ்வளவு கெட்டதும் கூட"

அமைதியாக அவரைப் பார்த்துக் கொண்டிருந்தேன்.

"நீ படிச்சி முடிச்ச உடனே என்கூட என் ஆராய்ச்சியில சேர்ந்துடுவன்னு நெனச்சேன். ஆனா உன்னோட லட்சியம் வேறயா இருக்கு. பரவாயில்ல. இந்த புதுகருவியின் மூலமா உனக்கு நல்லது நடந்தா எனக்கு சந்தோசம்தான். ஆனா நீ ஒரு விசயத்தை மறந்துடக்கூடாது"

கேள்விக்குறியுடன் அவரைப் பார்த்தேன்.

"என்னோட இந்தக் கருவி இப்போதைக்கு 100% சரியா வேலை செய்யுது. ஆனா இதுவரைக்கும் நான் மனு-சங்ககிட்ட உபயோகிச்சதில்லை. குரங்குகள்கிட்ட மட்டும்-தான் உபயோகிச்சிருக்கேன். அதனால நான் என்னோட

ஆராய்ச்சிக்கு உன்னை பயன்படுத்திக்கிறேன்னு நினைச்சி-
டக் கூடாது."

"புரியுது மாமா. நான் இந்த விசயத்துல எந்த அளவுக்-
கும் ரிஸ்க் எடுக்கத் தயாரா இருக்கேன். இது எப்படி வேலை
செய்யுது மாமா?"

"நான் இந்த கருவியை உன் தலைக்குள்ள ஆபரேசன்
பண்ணி பொருத்திடுவேன். இது தனியா செயல்படுற சின்ன
கம்ப்யூட்டர் மாதிரின்றதால வெளிய இருந்து எந்த சிக்னலும்
இதுக்குத் தேவை இல்ல. இதோட அளவும் ரொம்ப சின்-
னதா இருக்குறதால ஸ்கல்ல ஓபன் பண்ண வேண்டிய
அவசியமே இல்லை. சின்னதா ஒரு ஓட்டையிலயே வேலை
முடிஞ்சிடும், ஒரு மணி நேர ரெஸ்ட்க்கு பின்னால நீ எல்லா
வேலையும் செய்யலாம். இதுல 6 GB அளவுக்கு மெமரி
இருக்கு அது மட்டும் இல்லாம ஒரு சின்ன ப்ரோகிரா-
மும் இருக்கு. டெஸ்ட்டுக்கு முதல் நாள் நான் இதை உன்
தலையில வெச்சிடுவேன், உன் டெஸ்ட்டுக்குத் தேவையான
எல்லா விசயங்களோட."

"அது மறுபடியும் எப்ப எடுப்பீங்க மாமா?"

"தேவையே இல்லை. இது சரியா 24 மணிநேரம்தான்
வேலை செய்யும், அதுக்கப்புறம் தானா கரைஞ்சிடும், கரை-
யாத பாகங்கள் எல்லாம் உன்னோட கழிவுகள் வழியா
வெளியேறிடும். அதுக்கப்புறம் நீயே சத்தியம் பண்ணி
சொன்னாலும் எந்த கொம்பனாலயும் நிரூபிக்க முடியாது"

"அட்டகாசம் மாமா. என்னால நம்பவே முடியலை"
அமைதியா சிரித்தார் மருதமூர்த்தி மாமா.

"மாமா, நான் ஒரு விசயம் சொல்லணும். உங்க கூட
இருக்குற எங்களுக்குத்தான் தெரியும் நீங்க எவ்வளவு
உழைக்கிறீங்க, எவ்வளவு திறமையானவர்னு. ஆனா உங்க-
ளோட பல வெற்றிகள் கே.கே. அங்கிளுக்குத்தான் போகுது.
நீங்க வேலை செய்றீங்க ஆனா அவர் பேர் தட்டிட்டுப்
போறாரு. "

மாமாவின் முகம் மாறியது, கண்டிப்பாக அவர் இதை எதிர்ப்பார்க்கவில்லை என்பது அவர் முகத்தில் இருந்தே தெரிந்தது.

“மன்னிக்கணும் மாமா. அப்பா இருந்தவரைக்கும் பலதடவை இதைப்பத்திப் பேசியிருக்காரு, நீங்க ரெண்டு பேருமே அவருக்கு நல்ல நண்பர்களா இருந்தாலும். ஏதோ சொல்லணும்னு தோணுனது அவ்வளவுதான் மாமா”

“ஹே..மை பாய்... இதெல்லாம் பத்திக் கவலைப்படாதே. வர வியாழக்கிழமை சாயங்காலம் என் ஆய்வுக்கூடத்துக்கு வந்துடு. அதுக்கு முன்னால இன்னிக்கு வீட்டுக்குப் போன உடனே எனக்கு உன்னோட ஸ்டடி மெட்டீரியல் எல்லாத்தையும் மெயில் அனுப்பிடு”

“கண்டிப்பா மாமா. மீராவை கேட்டதா சொல்லுங்க. பை”

எல்லாம் எதிர்பார்த்தபடி சென்றது. எந்த பிரச்சினையும் இல்லாமல் ஆபரேசன் முடிந்தது. அங்கேயே ஒருமுறை சாம்பிள் டெஸ்ட் எழுத எல்லா கேள்விகளுக்கும் சரியான பதில் வந்து விழுந்தது, மந்திரத்தில் மாங்காய் விளைந்தது போல.

மறுநாள் போட்டித்தேர்விலும் அட்டகாசமாக எழுதினேன். கண்டிப்பாக முதல் இடம் என்பதில் எந்த சந்தேகமும் இல்லை. வெளியே வந்து முதல் வேலையாக மாமாவிற்கு போன் செய்தேன். மாலை வந்து பார்க்குமாறு கூறினார்.

சந்தோசமாக வந்து பைக்கை எடுத்த போது கண்கள் இருண்டது.. எல்லாமே இருட்டாக மயங்கி விழ ஆரம்பித்தேன்.

கண் விழித்த போது ஏதோ ஒரு அழுக்கான எட்டுக்கு எட்டு அறையின் கட்டாந்தரையில் மல்லாந்து இருந்தேன். ஒன்றும் புரியாமல் சுற்றும் முற்றும் பார்க்க அதிர்ந்தேன். அது ஒரு லாக் அப்.

தட்டுத் தடுமாறி எழுந்து அமர, கம்பிக்கு வெளியே வந்து நின்ற கான்ஸ்டபிள்

"ங்கொய்யா••• உன்னப் பத்திதான்டா இன்னிக்கு பேப்-
பர்ல முதல் பக்கத்துல போட்டிருக்கு. படி. ஒழுங்கு மரியா-
தையா ஏன் பண்ணினன்னு சொல்லு"

என்றவாறே அன்றைய நாளிதழை எறிந்தார். நடுங்கும்
விரல்களால் அதை பிரிக்க, அதில் இருந்த உண்மை முகத்-
தில் அறைந்தது.

"கல்லூரி மாணவனால் விஞ்ஞானி கிருஷ்ணக்குமார்
கொலை: கொலைக்கான காரணத்தைப் போலீஸ் துப்புத்
துலக்குகிறது"

8. மூளையின் ஆழத்திற்குள் ஒரு தேடல்

- நஞ்சப்பன் ஈரோடு

பிரபல மூளை அறுவை சிகிச்சை நிபுணரான டாக்டர்
சஞ்சய் எனது வேண்டுகோளைக் கேட்டு திடுக்கிட்டார்.
"என்ன சொல்கிறீர்கள்? உங்கள் பிட்காயின்களை
(Bitcoin) எடுக்க தேவையான பாஸ்வேர்டு மறந்து போய்
விட்டதா? உங்கள் மூளையைத் திறந்து அதைக் கண்டு
பிடித்து நான் தர வேண்டுமா?"

நான் அயர்ச்சியுடன் சொன்னேன், "ஆமாம் டாக்டர்.
அந்த பாஸ்வேர்டு இல்லாவிட்டால், ஆயிரம் கோடி
ரூபாய்க்கு மேல் மதிப்புள்ள எனது பிட்காயின்கள் அனைத்-
தையும் நான் இழந்து விடுவேன். நீங்கள் மூளையின்
ஆழமான பகுதிகளுக்கு சென்று ஆய்வு செய்வதில் நிபு-
ணத்துவம் பெற்றவர், உங்களால் மட்டுமே இது முடியும். நீங்-
கள் தான் என்னுடைய கடைசி நம்பிக்கை."

"நான் முயற்சி செய்து பார்க்கிறேன். ஆனால் வெற்றிக்கு
எந்த உத்தரவாதமும் இல்லை. இதனால் சில பக்க விளை-
வுகள் ஏற்படலாம். அதனால் வரும் அபாயங்களை ஏற்றுக்
கொள்ள நீங்கள் தயாரா?"

"ஆம், அதற்கெல்லாம் நான் தயார் டாக்டர்," என்றேன்.

எட்டு மணி நேர அறுவை சிகிச்சைக்குப் பிறகு நான் கண்களைத் திறந்தேன். நான் படுத்திருந்தது அறுவை சிகிச்சைக்குப் பின் நோயாளியை மதிப்பீடு செய்யும் அறையில். டாக்டர் சஞ்சய் என்னைப் பார்த்து, "நான் பேசுவது உங்களுக்கு கேட்கிறதா?" என்றார்.

நான் சோர்வுடன் தலையசைத்து, "ஆம்" என்றேன்.

"வாழ்த்துக்கள்! உங்களுடைய பாஸ்வேர்டை நான் கண்டு பிடித்து விட்டேன்!"

நான் மெலிதாக சிரித்தேன்.

"உங்கள் மூளையின் அனைத்து பகுதிகளும் பழையபடியே திறம்பட வேலை செய்கிறதா என்பதை நான் உறுதிப்படுத்த வேண்டும். அதற்காக நான் சில கேள்விகளை இப்போது கேட்பேன். பதில் சொல்ல முடியுமா?"

நான் சரி என்பது போல் தலையசைத்தேன்.

"உங்கள் பெயர் மற்றும் பிறந்த தேதி என்ன?"

நான் பதில் சொன்னேன்.

"நல்லது."

அவர் தனது பாக்கெட்டிலிருந்து நூறு ருபாய் நோட்டு ஒன்றை எடுத்தார். என் முகத்தருகில் அதைக் கொண்டு வந்து, "இது என்னவென்று சொல்ல முடியுமா?" என்றார்.

திடீரென்று என் உடல் முழுவதும் ஒரு விரும்பத்தகாத, அருவெறுப்பான உணர்வு படர்ந்தது. நான் அவரைப் பார்த்து, "அது ஒரு நூறு ருபாய் நோட்டு. தயவு செய்து அதை என்னிடம் காட்டாதீர்கள். என்னால் அதைப் பார்க்க முடியவில்லை." என்றேன்.

அவர் என்னைக் கூர்ந்து பார்த்து "ஏன் அப்படி சொல்கிறீர்கள்?" என்று கேட்டார்.

நான் முகத்தைத் திருப்பிக் கொண்டு சொன்னேன். "டாக்டர், நான்... நான் இப்போது பணத்தை வெறுக்கிறேன்."

9. பழைய மனசும் புதிய மூளையும்

- முனிஸ்வரன் குமார்

தாத்தாவின் பழைய மனசு

தாத்தாவுக்கு எப்பவுமே அலட்டல்தான். இந்தக் கோலாலம்பூரை நினைத்தால் என்னடா பூமியிது என்கிற தீராத வெறுப்பு எப்பவுமே. மண்ணை விட்டு ரொம்பவும் தூரப் போய்விட்டது போன்ற உணர்வு வீட்டின் சன்னல் திரையை விலக்கிவிட்டு விளிம்புவரை நின்று எட்டிப் பார்க்கும்போது மூளையில் ஊறும். மண் ஏதோ தூரத்திலிருக்க தான் ஏதோ அந்தரத்தில் தள்ளாடிக்கொண்டிருப்பது போல தோன்றும் அந்த பதினேழு மாடி அடுக்குமாடி வீட்டிலிருந்து கீழே பார்க்கும்போது.

அந்தக் காலத்தில் இதையெல்லாம் கற்பனைகூட செய்து பார்த்தறியாத முரட்டு சென்மமாய் இருந்திருந்ததை நினைத்துப் பார்க்கும்போதெல்லாம் இரண்டு முனைகள் கருத்தில் தோன்றும். ஒன்று ஏன்டா என் மூளை புதுச ஏத்துக்கமாட்டேன்ங்குது, இரண்டாவது ஏன்டா பழைய வாழ்க்கையத் தொலைச்சே?

மண்ணோடு உறவாடி பறவைகளோடு பாட்டுப்பாடி தீம்பாரில் சுறுசுறுப்பாக போட்டி போட்டுக்கொண்டு ரப்பர் மரம் சீவியதும், தென்னங்காயை அறுத்ததும் ஆகக் கடைசியாக செம்பனைக் குலையை வெட்டிய ஞாபகமும் என்று நியூ கொக்கணட் எஸ்டேட் நினைவுகள் தாத்தாவின் பழைய மூளைக்குள் அவ்வப்போது ஜாலம் காட்டத் தவறுவதில்லை.

இயற்கையைச் சாகடித்து மனிதன் மட்டும் வாழ நினைக்கும் பூமிதான் இந்த நகரம். இந்தப் பட்டணத்துக் காலைச் சூரியனைக் கூட அவரால் ரசித்து அதனுள் சங்கமிக்க முடியவில்லை. லாவகமாக பாட்டி பின் கம்பியில் உட்கார்ந்துவர, காலையில் சைக்கிளை மிதித்துக்கொண்டு வலது கை சைக்கில் ஹேண்டலைப் பிடித்துக்கொண்டும் இடது கை மூங்கில் குச்சியின் ஜீவனை உருக்கிச் செய்த அலக்கையையும்

பிடித்துக்கொண்டு ஓட்டுவார் வேலைக்கு. "உன்னையறிந்-
தால், நீ உன்னையறிந்தால்", அப்புறம் கொஞ்சம் புத்தம்
புதிதாய் "மை நேம் இஸ் பில்லா" என்று காலத்துக்குத்
தகுந்த மாதிரி பாட்டை மாற்றிக்கொண்டு வாய்க்கு இதமாய்
பாடிக்கொண்டே போக கண்ணுக்கு இதமாக இருக்கும்
அந்த உயிரோட்டமுள்ள காலைச் சூரியன்.

பேரனின் புதிய மூளை

தாத்தா எப்போது பார்த்தாலும் எஸ்டேட்டின் அருமை
பெருமைகளையும் சுகானுபவங்களையும் சொல்லிச் சொல்லி
மாய்வது பேரனுக்கு என்னவோ வியப்பாகத்தான் தோன்றி-
யது. விட்டுப் போன பழைய உறவின் கல்யாணத்துக்கு சமீ-
பத்தில் குடும்பத்தோடு போகவேண்டிய பாதகச் சூழ்நிலை-
யைக் கடந்ததும்தான் வியப்பு வெறுப்பாகிப் போயிற்று.

என்ன உலகம் அது? கொட்டாங்குச்சிக்குள் இருந்து-
கொண்டு இதுதாண்டா உலகம்னு நம்பி ஏமார்ந்துபோகும்
எறுப்புகளைப்போல அல்லவா இருக்கிறது இந்தச் சனங்க-
ளின் வாழ்க்கை? இதைத்தான் தாத்தா சொர்க்கம் சொர்க்கம்
என்று காது பொங்க புகழ்ந்துத் தள்ளினாரா? இன்னும் இந்த
எஸ்டேட்டில் இருக்கும் ஐந்தாறு தமிழ்க் குடும்பங்களையும்
மீதி எஸ்டேட்டை நிறப்பியிருக்கும் இந்தோனேசிகளையும்
அளவிட்டுப் பார்த்தான் கணித மேதையை விழுங்கி வைத்-
திருந்த பேரன். ஐம்பது வருஷங்களாக இருக்கும் தமிழ்க்
குடும்பங்களுக்கும் ஐந்து வருஷங்களுக்குமுன் வந்த இந்-
தோனேசியர்களுக்கும் வளர்ச்சி விகிதத்தில் எந்த வித்தியா-
சமும் இல்லை என்பது நிதர்சனம்தான்.

நாகரீகத்தை எட்டித்தள்ளும், முன்னேற்றத்தை ஒளித்து
வைக்கும் சிறைதான் எஸ்டேட். வெள்ளைக்காரன் நம்மை
அடிமைகளாக்கி வெளியுலகம் தெரியக்கூடாது என்று
போட்டச் சிறைத் திட்டம்தான் எஸ்டேட். அது தெரிந்தும்
அதிலேயே மனம் லயிக்குது தாத்தாவுக்கு. என்னத்தைச்
சொல்ல இந்த அடிமை விரும்பிகளை?

தாத்தாவின் பழைய மனசு

அந்தத் திருமணத்துக்குப் போய்த் திரும்புகிற வழியில் பேரன் அம்மாவிடம் அப்படிச் சொன்னது தாத்தாவின் கடுக்கன் போட்டக் காதுகளுக்கும் எட்டியது. ஒரு வேளை தாத்தாவுக்குத் தெரியட்டும் என்று வேண்டுமென்றே விளங்கும்படிச் சொன்னானோ என்னவோ? அதைக் கேட்டதும் தாத்தாவின் ஆன்மாவும் உணர்வுளும் சேர்ந்து சரீரத்தையும் துடிக்கச் செய்துவிட்டன.

வெள்ளைக்காரன் அடிமைப் படுத்தினான்தான். ஆனாலும் அதில் சுதந்திரம் இருந்தது. எங்கள் உலகத்துக்குள் நாங்கள்தான் ராஜாக்கள், ராஜாத்திகள். அதிகாலையில் எழுந்து வேலைக்குப் போய் வியர்வையை விற்று பணத்தைக் கொண்டுவந்து அதில் வாழ்க்கை நடத்துவோமே. எவ்வளவு ஆரோகியமான வாழ்க்கை அந்த எஸ்டேட்டில்? வேலை முடிந்தால் மத்தியானம் எஸ்டேட் திடலில் கூட்டாளிகளோடும் பிள்ளைகளோடும் வயசு பேதமில்லாமல் கால்பந்து விளையாடுவோமே! ராத்திரியில் பழைய கறுப்பு வெள்ளை டீவியில் எதையாவது பார்த்துவிட்டு நிம்மதியாகத் தூங்கி பின் மறுபடியும் அதிகாலையில் சந்தோஷமா எழுந்திருப்போம் அடுத்தநாள் வேலைக்கு.

இந்தப் பட்டணத்தில் யாரும் அடிமைப் படுத்தாமலேயே சுதந்திரம் இழந்து திரிகிறார்களே தெரியவில்லையா? வேலை எட்டு மணிக்குத்தான் என்றாலும் ஆறு மணிக்கே மகனும் மருமகளும் கிளம்பிவிடுவார்கள் ட்ராபிக் நெரிசலுக்குப் பயந்து. வேலை ஐந்து மணிக்கு முடிந்தாலும் ஓ.டியை முடித்துவிட்டு ராவில் எட்டு மணிக்குத்தான் வீடு வந்து சேர்வார்கள். அங்கு நாங்கள் பணத்தை அடிமை செய்து வாழ்ந்தோம்; இங்கு எல்லாரும் பணத்துக்கு அடிமைப்பட்டு வாழ்க்கையை வேலையில் தொலைத்துவிட்டு நிற்கிறார்கள். யாரைப் பார்த்துச் சொல்கிறான் அடிமை விரும்பிகள் என்று? சின்னப் பயல்!

பேரனின் புதிய மூளை

அன்று திருமணத்துக்குப் போனபோதுதான் எஸ்டேட் என்றால் எப்படி இருக்கும் என்று அறிந்திருந்தான் பேரன்.

மற்றபடி எஸ்டேட் பற்றிய அவனது அறிவு தாத்தா சொல்லிவைத்தப் பழைய குறிப்புகளும் அவ்வப்போது மலேசிய நாடகங்களில் வரும் காட்சிகளும்தான். நேரடியாகப் போய் பார்க்கும்போதுதானே எஸ்ட்டேட்டுகளின் உண்மை லட்சணம் வெளிச்சத்தில் தெரிகிறது.

அருவருப்போ, ஏளனமோ, கேவலமோ அல்லது இவையெல்லம் கலந்த கலவையோ என்னவோ பேரனது நெஞ்சை அறைந்துகொண்டிருந்தது. அந்த எஸ்டேட் திருமணத்தன்று அப்பா அப்படியொரு வாக்குறுதி கொடுத்திருக்கக் கூடாது அந்த பட்டைச் சாராய வாடை வீசும் மாயாண்டிக்கு. நியூ கொக்கணட் எஸ்டேட் கோவில் திருவிழா வைகாசியில் வருகிறதாம். கட்டாயம் வந்துவிடுவதாகச் சொல்லிவைத்திருந்தார் அப்பா. வைகாசி என்பது அடுத்த மாதம்தான் என்று நாள்காட்டி எச்சரிக்கை செய்தது.

அப்பாவுக்கும் சின்ன வயதில் எஸ்டேட்டைச் சுத்தின ஞாபகம் ஏதாவது வந்து தொலைத்துவிட்டதா? ஐயோ, இப்படிச் சொல்லிச் சொல்லி கடைசியில் மறுபடியும் எஸ்டேட்டுக்கே குடித்தனம் போய்விடுவார்கள் போலிருக்கிறதே! அப்படியென்றால் என் எதிர்காலம் என்னவாகிறது?

திருவிழாவாம் திருவிழா. நாக்கையெல்லாம் தொங்கப்போட்டுக்கொண்டு வாயில் இரும்புக் கம்பியை விட்டுத் தைத்துக்கொண்டும், லொங்கு லொங்கென்று குதிப்பதும்... தைபூசத்தில் இதைப் பார்த்துப் பரிட்சயம் இருப்பதால் முன்கூட்டியே எல்லாவற்றையும் அனுமானிக்க முடிந்தது பேரனால்.

சாமியாடுகிறார்கள்; ஊரை ஏமாற்றுகிறார்கள். ஆடுறவன் பூராவும் படிக்காதவன்தான். எங்கே ஒரு டாக்டர் சாமியடுனார், இன்ஸ்பெக்டர் சாமியாடுனார், மந்திரி சாமியாடுனார்னு ஒரு சேதியாவது கேள்விப்பட்டிருக்கீங்களா? எஸ்டேட் திருவிழாவுக்குப் போகவேண்டாம் என்பதற்காகப் பேரன்தான் அப்படிச் சொல்லி மல்லுக்கு நிற்கிறான் என்று தாத்தாவிடம் அப்பா போட்டுக்கொடுத்திருந்தார்.

தாத்தாவின் பழைய மனசு

தாத்தாவுக்குச் சுறுக்கென்று பட்டது அதைக் கேட்டதும். பேரன் சொல்வதில் நியாயம் இல்லை என்று முழுமையாக கோடுகிழித்துத் தள்ளிவைக்கப்படாது. உண்மைதான்; எந்த காலத்தில் டாக்டரும் மந்திரியும் சாமியாடியிருக்காங்க? எல்லாம் பழம் வெட்டுறவங்களும் காய் உரிக்கிறவங்களும் மருந்தடிக்கிறவங்களும் வெளிகாட்டு வேலை செய்கிறவர்களும்தானே சாமியாடுகிறார்கள்? ஒருவேளை அந்தச் சாமி ஏழை சனங்க எங்க மேலதான் கருணை கொண்டிருக்கோ என்னவோ... ஆனா, அதெல்லாம் ஏமாற்று வேலையா?

அவன் சொல்லுவான் பெருசா! முளைச்சு மூனு இலை விடக்காணோம், பேச்சப் பாரு? என்னமோ இந்த நகரம் தெய்வங்கள் அடிக்கடி சுற்றுப் பிரயாணம் வந்துவிட்டுப் போகிற இடம் மாதிரிதான். நாளிதழைத் திறந்து வைத்தால்தான் நகரத்தின் நாற்றம் கமகமக்கிறதே! என்னென்ன விதமா மதியூகமா ஏமாத்துகிறான்; கொள்ளையடிக்கிறான். இதவிட பொய்யா சாமியடுறது எவ்வளவோ தேவலாம்னு சொல்லிவை உன் பையன்கிட்ட.

தாத்தாவுக்கு பதிலடி கொடுத்துவிட்ட நிம்மதி.

தாத்தாவின் மனசோ அந்த காலத்தில் தவிலை மாட்டிக்கொண்டு டங்குடக்கர டங்குடக்கர என்று தாளமெழுப்பிய ஞாபகம் வருடியது. சுற்று வட்டார எஸ்டேட் மக்கள் முதற்கொண்டு அத்தனைப் பேரையும் கிரங்கடித்துவிடுவார் தவில் அடிக்க ஆரம்பித்துவிட்டால். தாத்தா தவிலை எடுத்தாலே மளமளவென விருதுகள் குவியும். தவில் மாமணி, இசை வித்தகன், தவில் ஞானி என மொத்தம் ஏழெட்டு விருதுகள் அந்த எஸ்டேட் மக்களிடமிருந்து கிடைத்ததாக ஞாபகம்.

பழையது எல்லாம் ஒவ்வொன்றாய் நினைவுக்கு வர வர தாத்தா தீவிரமானார். எப்படியாவது மீண்டும் ஒருமுறை தனது பழைய எஸ்டேட்டுக்குப் போயே ஆகவேண்டும். தாத்தா முடிவெடுத்துவிட்டார்!

பேரனின் புதிய மூளை

திருவிழா என்று சொன்னாலே பேரனின் வலது பக்க மூளைக்கும் இடது பக்க மூளைக்கும் இடையில் இருக்கிற

இடைவெளி பால்வீதியில் பட்டாசு கொழுத்திப் போட்டது-போல வெடிக்கும். வளர்ந்து வரும் பேரனின் சிந்தனையெல்லாம் சதா அந்தத் திருவிழாவைப் பற்றியதாகவே இருந்தது.

சிறந்த தற்கொலை முயற்சி திருவிழா என்பது படித்த பட்டணத்துப் பேரனின் தத்துவம்! ஒரு திருவிழா என்றால் ஒரு கத்தி வெட்டு, கும்பல் சண்டை, ஆகக் குறைந்தபட்சம் வாய்த்தகராறு என்று ஏதாவது ஒரு சமாச்சாரம் கண்டிப்பாக இருக்கும். அந்த எஸ்டேட் திருவிழாவில் தன்னுடைய தலை எந்த திசையில் உருண்டு போகுமோ என்பதை நினைத்துப் பார்த்தாலே ஈரலும் கொலையும் நடுக்கங்கண்டுவிட்டது.

இதே அடுக்குமாடி வீட்டுக்குப் போன வருஷம் குடிவந்த சத்தியமூர்த்தி என்ற தனது க்ளாஸ்மேட் சொன்னது நினைவுக்கு வந்து தகிக்கும் தீயில் டீசல் ஊற்றிவிட்டுப் போனது மாதிரி இருந்தது. சத்தியமூர்த்தியின் பூர்வீகம் ஏதோ ஓர் எஸ்டேட்தான்; பெயர் ஞாபகம் இல்லை. அங்கு நடந்த கூத்துக்களையெல்லாம் சமயங்களில் கதைகதையாக சொல்லிவைத்திருந்தான்.

சத்தியமூர்த்தி இருந்த எஸ்டேட்டில் ஒரு நாளைக்கு ஒரு சண்டையாவது அரங்கேற்றம் கண்டுவிடுமாம். அவனது பக்கத்து வீட்டுக்காரன் தினமும் கள்ளுக்கடையில் மப்பேற்றிக்கொண்டுவந்து தன் அப்பாவை வம்புக்கு இழுப்பதும் அதற்கு பதிலடி கொடுக்க இவரும் தயார் நிலையில்தான் ‘மப்பும் மந்தாரமுமாக’ இருப்பார் என்றும் சொல்லியிருக்கிறான். அவன் இருந்த எஸ்டேட்டில் சண்டை போடாத குடும்பமே கிடையாது என்றும் பீற்றிக்கொள்வான்.

என்ன அநாகரீகம் என்று பேரனுக்குத் தோன்றியிருந்தாலும் தாத்தாவிடம் விளக்கம் கேட்கும் அளவுக்கு போதிய தைரியம் இல்லைதான். பேரனுக்கு அவனது மனசாட்சிதான் எல்லாமும்.

பேரனது மனசாட்சி தீர்ப்பு கூறிற்று. அது அநாகரீகம்தான். சாராயத்தின் கட்டுப்பாட்டுக்குள் நாகரிகம் இல்லாமல் ஒருத்தரை ஒருத்தர் திட்டிகொள்கிறதும், அக்கா ஓடிப்

போன கதை, பொண்டாட்டி ஓடிப்போன கதை என்று அனு-
வனுவாக ஆராய்ந்து அம்பலப்படுத்தி பரிமாரிக்கொள்ளும்
கண்றாவியையும் அவனால் சகிக்க முடியவில்லை. இது சத்-
தியமூர்த்தியிடமும் பிரதிபலிக்கிறது என்பதை அவன் கற்று
வைத்திருக்கிற கெட்ட வார்த்தைகளின் எண்ணிக்கையை
வைத்து அளவிட்டு மதிப்பீடு செய்திருந்தான்.

எப்படியாவது மறுபடியும் அந்த எஸ்டேட் பக்கம் போகிற
திட்டத்தைக் கவிழ்க்க வேண்டும். பேரன் முடிவெடுத்துவிட்-
டான்!

10. ஆண் பெண்
மூளைகளின் செயற்பாடுகள்

- இராஜேஸ்வரி பாலசுப்பிரமணியம்

ரேணுகா தனது கணவர் குமார் மீதுள்ள கோபத்தில்
கொதிக்கிறாள். அவள் பட படவென்ற வேகத்தில் தனது
துணிகளை ஒரு பையில் போட்டு "எங்கள் உறவு ஆரம்-
பித்து பல ஆண்டுகளாகியும் உங்களைநான் புரிந்து கொள்-
ளாததற்கு நான் மிகவும் வருந்துகிறேன்" என்று தனது
கணவன் குமாரைப் பார்த்து வார்த்தை அம்புகளை வீசி-
னாள்.

ரேணு அவனிடம் சொல்வதைப் புரியாமல் குமார்
அவளைப் பார்த்தான்.

"உனக்கு என் மேல கோபமh?" என்று ஆச்சர்யமான
குரலில் அவளிடம் கேட்டான் குமார்.

"குமார் மற்றவர்களைப் புரிந்துகொள்ளாமல் தன்னலமான
இரண்டு வயதுப் பிள்ளை மாதிரி நம்ம கல்யாணத்திற்குப்
பின்பும் உங்கள் இஷ்டப்படி நடக்கலாம் என்று நினைப்பது
மிகவும் நாகரீகமில்லாத விடயம்." அவள் கோபத்தில்
இரைகிறாள்.

அவளின் கணவன் குமார் இவள் இப்படி ஆத்திரப் படு-
வதற்குக் காரணம் தெரியாமல் அவளை ஆச்சரியத்துடன்

பார்ப்பதைப் பார்த்து அவளுக்கு மேலும் கோபம் வருகிறது. இவர்களுக்கு கடந்த இரண்டு மாதங்களுக்கு முன்புதான் திருமணம் நடந்தது.

‘‘உன்னை இவ்வளவு கோபப்பட வைக்க நான் என்ன சொன்னேன் அல்லது என்ன செய்தேன்’’ அவன் குரலில் சந்தேகத்துடன் கேட்டான்.

‘‘உங்க அம்மாதான் உங்களின் துணிகள் துவைப்பது,உங்கள்அறையைச் சுத்தம் செய்வது என்று அடிக்கடி சொல்கிறீர்களே அப்படியே நானும் செய்யவேண்டுமென்று எனக்குச் சொல்கிறீர்களே அதுதான் எனக்குப் பிடிக்கல்ல.’’ இதைச் சொல்லும்போது ரேணுகாவின் குரல் ஆத்திரத்தாலும் அழுகையாலும் கரகரத்தது.

‘‘அதனால்?’’ அவன் குரலை உயர்த்தினான்.

’’என்னால நீங்க எதிர்பார்க்கிற மாதிரி அப்படிச் செய்யமுடியவில்லை.குமார் நாங்க ரெண்டு பேரும் டாக்டர்கள் நாங்க கஷ்டப்பட்டு உழைக்கிறோம். வீட்டுக்கு வந்ததும் களைப்பில நீங்க அப்படியே சோபாவில படுத்துக் கொண்டு டிவி பார்ப்பீர்கள். உங்களைத் சந்தோஷப்படுத்த நான் வீட்டுக்கு வந்து ஒரு சின்ன இல்லத்தரசி வேடத்துல நடிக்க வேண்டுமென்று எதிர்பார்ப்பது நாகரீகமா?. அத்துடன் உங்கள் மனச் சாட்சிக்குச் சரியாகப் படுகிறதா நான் இதை மவுனமாக ஏற்றுக் கொண்டு போலியாகச் சிரித்துக்கொண்டு எங்கள் வாழ்க்கையைத் தொடர முடியாது’’. அவள் இரைந்தாள்.

‘‘ரேணு ஐ லவ் யூ. நான் உன்னை அப்செட் பண்ணவேணுமென்று நினைக்கல’’ அவன் உண்மையிலேயே குழம்பிப் போயிருந்தான். அவன் குரலிருந்த கெஞ்சலும் குழந்தைத்தனமும் ஒரு சில வினாடிகள்.அவளைப் பேசவிடாது தடுத்தது. அவள் அவனிடம் எதுவும் சொல்லவில்லை. ஒரு கொஞ்ச நேரம் அவளை ஏற இறங்கப் பார்த்தாள். கடந்த இரண்டு மாதங்களில் அவன் ஒரு கணவனாகத் தன்னைப் பார்க்கவில்லை. மற்றவர்களின் உபசரிப்பில் வாழும் ஒரு

குழந்தைப் போக்கிலேயே இருந்தான் என்பது அவனுடைய கேள்விகளிலிருந்து அவளுக்குப் புரிந்தது.

அதன்பின் ‘உன்னோடு பேசி என்ன பிரயோசனம்’ என்ற தோரணையில்; பின் படபடவென்ற வேகத்தில் தன் பொருட்களைத் தொடர்ந்து திணித்துக் கொண்டே இருந்தாள்.

அவர்கள் மருத்துவக் கல்லூரியில் சம்பிரதாயத்துக்கு ஒன்றிரண்டு வார்த்தைகளைப் பரிமாறிக் கொள்ளும் வகுப்புத் தோழர்களாகப் பல வருடங்களுக்கு முன் சந்தித்தனர். இரண்டு வருடங்களுக்குப் பிறகு அவர்கள் கொஞ்சம் கூட விடயங்களைப் பேசிப் பழகும் நண்பர்களாக மாறினர்.

படிப்பில் ஒருவருக்கொருவர் உதவி செய்தனர். குமார் உடற்கூறியல் மற்றும் உடலியல் ஆகியவற்றில் மிகவும் தேர்ச்சி பெற்றிருந்தான். ஏனெனில் அவர் உயிரியலில் மிகவும் ஆழமான கண்ணோட்டத்துடன் இருந்தான். இரத்த ஓட்டம் மற்றும் மூளை செல்கள் அதன் செயல்பாடுகள் என்று பலவற்றைப் புரிந்து கொள்ள இடைவிடாது படித்தான். அவன் ஒரு நாள் பிரபல மூளை அறுவை சிகிச்சை நிபுணரhக- அதாவது ‘ப்ரயின் ஸெர்ஜனாக’ வர விருப்புவதாகச் சொன்னான். மாணவனாக இருக்கும்போதே தன்னை ஒரு ‘நியுறோலயிஜ்ட்’ நினைத்துக் கொண்டு சகமாணவர்களிடம் நரம்பியல் மூளையின் வேலைப்பாடுகள் பற்றிச் சந்தோசத்துடன் உரையாடுவான்.

ரேணு நுண்ணுயிரியலில் படிப்பில் சிறந்து விளங்கினாள். ஏனெனில் அவள் வைரஸ்கள் மற்றும் பாக்டீரியாக்களை நன்கு கற்றுக்கொள்ள விரும்பினாள். தற்போதைய மக்களின் வாழ்க்கை நியதிகளால் தொழில் வளர்ச்சியின் தாக்கத்தால் இயற்கை மாற்றத்தால் அத்துடன் இலாபத்தை முன்னிறுத்தியுண்டாக்கிய அவசர தயாரிப்பு உணவுகளை உண்வதால் பெருகி வரும் பல்விதமான நோய்களுக்குக் காரணமான வைரஸ் பக்டிரியாக்களைக் கட்டுப் படுத்த அல்லது அகற்ற என்ன செய்யவேண்டும் என்ற நோக்கத்தில் தனது படிப்பை முன்னெடுக்க யோசித்திருக்கிறாள்.

ரேணுகாவின் தந்தை ஒரு சமூக அறிவியல் விரிவுரை-
யாளர்.மனித நேயம், சமத்துவ சமுதாயம்,பேராசை குறைந்த
வாழ்க்கைமுறை தன்னலமற்ற பரந்த முன்னேற்ற சிந்தனை-
கள் பற்றி அடிக்கடி பேசுபவர். தனது குழந்தைகளைப் பன்-
முக சிந்தனைக்கு ஊக்கப் படுத்தியவர்.

ரேணுவுக்கு இரண்டு சகோதரர்கள் இருக்கிறார்-
கள்.அவர்கள் அனைவரும் ஒருவருக்கொருவர் உதவுவார்-
கள். அவர்களின் வீட்டு வேலைகள் மற்றும் தோட்டத்தில்
பெற்றோருக்கு உதவவும் தயங்குவதில்லை.

ரேணுவின் தாய் பகுதி நேர ஆசிரியையாக உள்ளார்.
அவள் பகுதி நேர வேலை செய்தாலும் வீட்டு வேலைகளை
அவள் கணவர் சந்தோசத்துடன் பகிர்ந்து கொள்கி-
றார்.ரேணுவின் அம்மாதான்; குடும்பத்தின் நிர்வாகி.குழந்-
தைகள் சரிசமமாக வீட்டு வேலைகளைப் பகிர்ந்து செய்து
பழகவேண்டும் என்று தனது குழந்தைகளுக்குச் சொல்பவள்.
லண்டனில் வாழும் பெரும்பாலான மத்தியதர தமிழ் குடும்-
பத்தினர் ஆங்கிலேயர் வாழ்க்கை முறையை தெரிந்தவர்-
கள். ஆங்கிலேய மத்தியதரக் குடும்பத்து ஆண் வாரமு-
றையில் தோட்டத்தைக் கவனித்துக் கொள்வார். வீட்டுக்குத்
தேவையான பொருட்களைக் குடும்ப சகிதமாகச் சென்று
வாங்குவார்கள். அப்படியே ரேணுவின் குடும்பமும் சந்தோ-
சமாக ஒருத்தருக்கொருத்தர் விட்டுக்கொடுத்து மகிழ்வுடன்;
வாழ்கிறது.

மெடிகல் காலேஜ் நான்காம் ஆண்டு படிக்கும் போது
குமார் ரேணுவிடம் அவளை காதலிப்பதாக சொன்-
னான்.அவளுக்கும் அவனில் ஈர்ப்பு இருக்கிறது என்பதை
அவள் மறைக்கவில்லை.

அவள் சிரித்துக் கொண்டே அவனிடம் "ஏன் என்னை
லவ் பண்றீங்க?" என்று கேட்டாள்.

"நீ எனது அம்மா மாதிரி அன்பானவள். பல வித்திலும்
இங்கே படிக்கும் மற்றப் பெண்களை விடக் கொஞ்சம் திற-
மையானவள்" என்று பெருமையாகச் சொன்னான்.

"ம்ம் அன்பாக இருப்பது பல மருத்துவர்களின் இயல்பு. திறமையான பெண்ணும் கூட என்று சொன்னதற்கு நன்றி" என்றாள் ரேணுகா

தற்கால வாழ்க்கை முறையில் உலகத்தின் பல நாடுகளில் குடும்பத்தில் கணவன் மனைவி இருவரும் வேலைக்குச் செல்வது சர்வசாதாரணம்.மிக வசதியான பெரிய இடத்துப் பெண்களில் சிலர் வேலைக்குச் செல்ல மாட்டார்கள். அத்-துடன் சிலகணவர்கள் தங்கள் சொந்த ஊர்களில் வாழ்ந்-ததுபோல் லண்டனில் பலவேலைவாய்ப்புகள் உள்ள நிலை-யிலும்; அவர்களை வேலைக்குச் செல்ல விடாமல் தங்கள் மனைவியர் வீட்டைப் பார்த்துக் கொண்டால் போதும் என் நினைக்கிறார்கள்.அப்படியான குடும்பத்திலிருந்து வந்தவன் குமார் என்று ரேணுவுக்குத் தெரியும்.

குமாரின் தந்தையார் ஒரு டாக்டர். தாய் திருமணத்திற்கு முன் உள்ளூராட்சி சபையில் நிர்வாக உத்தியோகத்தராக இருந்தவள். திருமணமானதும் கணவரின் விருப்பத்திற்கி-ணங்கி வேலையை நிறுத்தி விட்டுக் குடும்பத்தைப் பராம-ரிக்கிறாள்.

தங்கள் ஒரே மகளை மிகவும் நேசிக்கும் குமாரையும் அவன் விரும்பிய பெண்ணைத் தனது மகனுக்குத் திருமணம் செய்து வைக்கும் அவனது குடும்பத்தையும் கண்டு ரேணு-காவின் பெற்றோர் மகிழ்ச்சியடைந்தனர். குமாரின் பெற்றோ-ருக்கு ஒரு மகளும் ஒரு மகனும் மட்டுமே. குமாரின் சகோ-தரி திருமணமாகிக் குழந்தையுடன் இருக்கிறாள். பகுதி நேர வேலை செய்யும் டாக்டராக இருக்கிறாள்.

குமாரின் பெற்றோர் மூன்று படுக்கையறைகள் கொண்ட ஒரு பெரிய தோட்டத்துடனாக வீட்டைத் தங்கள் ஒரே மகனுக்கு திருமணப் பரிசாக வழங்கினர். குமார்-ரேணு திரு-மணம் லண்டன் வாழ் மத்தியதர தமிழர்களின் வழக்கப்படி மிகவும் கோலாகலமாக நடந்தது.

காதலர்களின் பூமியான பாரிஸில் தேனிலவின் போது இளம் ஜோடி ஒரு அற்புதமான நேரத்தை அனுபவித்தது.

பின்னர் குமாரின் பெற்றோர்களால் புதிதாக வாங்கிய மிகவும் பெரும் செலவில் அலங்கரிக்கப்பட்ட அழகான வீட்டிற்கு குடிபெயர்ந்தனர். அவர்களின் முழு நேர வேலையும் தொடங்கியது. அவ்வாறே அவர்களின் வாதங்களும் தொடங்கின.

குமாருக்கு எந்த வீட்டு வேலைக்கும் ரேணுக்குஉதவ வேண்டும் என்ற எண்ணம் இல்லை. அதை அவள் எதிர்பார்ப்பதையும் பெரிதாக எடுத்துக் கொள்ளவில்லை.ரேணு சில முறை சாடையாக அவனுடைய உடுப்புகளுகளை அயர்ன் பண்ணச் சொல்லிச் சொன்னாள். அவன் சிரித்துக் கொண்டே "அம்மாதான் எனக்காக அந்த வேலை செய்வாள்" என்றான்.

"நான் உங்க அம்மா இல்ல. உங்கள மாதிரி நான் முழு நேர வேலை செய்கிறேன். நாங்கள் இருவரும் எங்கள் வீட்டு வேலைகளைப் பகிர்ந்து கொள்ளவேண்டும் என்று எதிர்பார்க்கிறேன' என்றாள்.

அவர்களின் வாக்குவாதம் குமாரின் சேர்ட்டை அயர்ன் பண்ணுவதிலிருந்து, அதன்பின் வீட்டுத் தோட்டத்தில் புல்வெளி வெட்டுதல் மற்றும் பிற விஷயங்களுக்கு நகர்ந்தது.

'நாம் ஒரு தோட்டக்காரரை வேலைக்கு அழைத்து வர வேண்டும்' என்று அவன் வாதிட்டான். 'தோட்டத்தில் சில நேரம் செலவழிப்பது உடலுக்கும் மனதுக்கும் நல்லது' என்று ரேணு சொன்னதை அவன் காதில் போட்டுக் கொள்ளவில்லை. தோட்டக்காரனை அமர்த்தினான்.

வாஷிங் மெஷின், டிஷ் வாஷர், மற்றும் ரோபோ ஹூவர் ஆகியவை அவர்களின் வீட்டில் தங்கள் பங்கைச் செய்தன. சாப்பாடுகள் பல நேரங்களில் வெளியிலிருந்து எடுக்கப் பட்டன.

அயர்ன் பண்ணுவது பற்றிய வாதங்கள் அவர்களுக்குள் பெரும் போரை தொடர்ந்து ஏற்படுத்தின.

"நமக்கு குழந்தைகள் இருந்தால் என்ன ஆகும்? நான் ஒரு பகுதி நேர வேலையைச் செய்து கொண்டு மிகுதி

நேரத்தில் வீட்டில் சமைத்து குழந்தையைக் கவனித்து அத்தோட துணிகளை அயர்ன் பண்ண வேண்டும் என்று நீங்கள் விரும்புகிறீர்களா?'' என்று ரேணு கேட்டாள்.

குமார் அவளை எரிச்சலுடன் பார்த்தான். அவனுக்கு இருபத்தி ஏழு வயதாகப் போகிறது. இதுவரை அவன் சாப்பிட்ட தட்டத்தைக் கூடக் கழுவியது கிடையாது. தனக்குத் தெரியாத விடயங்களுக்குள் ரேணு தன்னை இழுப்பதை அவன் எதிர்பார்க்கவில்லை.

``நான் உங்க அம்மா இல்ல. நான் உங்க மனைவி. எனக்கு ஹெல்ப் வேணும். அதை நீங்க எப்பவும் புரிந்து கொள்ளப் போவதில்லை என்று தெரிகிறது. கடந்த இரண்டு மாதங்களாக நாங்கள் உடுப்புகளை அயர்ன் பண்ணவது பற்றி போராடிக் கொண்டிருந்தோம். ஆனால் எந்த கேள்வியும் இல்லாமல் உங்கள் தேவைகளை பூர்த்தி செய்ய வேண்டிய கடமை எனக்கு உள்ளது என்று நீங்கள் நினைக்கிறீர்கள். திருமணம் என்பது ஒருத்தரை ஒருத்தர் புரிந்துகொண்டு வாழ்வது, வீட்டு வேலைகளைச் சமமாகப் பகிர்ந்து கொள்வதாகத்தான் எனது வீட்டில் பார்த்து வளர்ந்தேன்''. ரேணு அவனை நோக்கி கத்தினாள்.

``ஆணுக்கும் பெண்ணுக்கும் வெவ்வேறான கடமை இருக்கிறது அல்லவா?'' என்ற வாதத்தில் ஜெயிக்க வேண்டும் என்று குமார் உறுதியாக இருந்தான். அவன் ஒரு நியுறோலயிஸ்ட் ஆகமேற்படிப்பைத் தொடங்கவிருக்கிறான்.

அவள் அவனை உற்றுப் பார்த்தாள். குடும்ப உறவும் கடமைகளும் ஆண்களுக்கும் பெண்களுக்குமென்று காலம் காலமாக நடைமுறைபடுத்தப் பட்ட பழைய கலாச்சாரத்துடன் தொடர்வதை குமார் போன்றவர்களால் மாற்றியமைக்க முடியாது என்று அவளுக்குப் புரிந்தது.

இருவரும் ஒரே மருத்துவக்கல்லூரியிற்தான் படித்தார்கள். மனித மூளை எப்படி வேலை செய்கிறது என்பது அவர்களுக்குத் தெரியும். தங்கள் குடும்ப வேலையைப் பகிர்ந்து கொள்வது பற்றி அவனுக்குத் அவர்கள்; படித்தததைத்

திருப்பிச் சொல்ல வேண்டும்போல் இருக்கிறது.

கிட்டத்தட்ட எண்பத்தாறு பில்லியனனுக்கு மேலான மூளைக்கலங்கள் ஒவ்வொருத்தின் மூளையிலும் இருக்-கின்றன.இவை மூளையின் பத்து விகிதத்திலுள்ளது. ஒவ்-வொரு கலமும்; இன்னொரு ஆயிரம் கலங்களுடன் மிக மிகச் சிக்கலான முறையில் இணைக்கப் பட்டுச் செயற்-படுகின்றன.மூளைச்செயற்பாட்டைப் பொறுத்தவரையில் ஒரு ஆண் ஏழு விடயங்கள் செய்பவர்களாக இருந்தால் பெண்-கள் பத்து வேலைகள் செய்யும் பன்முகத்தன்மை படைத்-தவர்கள்.ஆனால் இருவரின் அணுகுமுறையும் திறமையும் வேறானவை.

'பாலினம் மூளையின் செயல்பாடுகளை கணிசமாக பாதிக்கிறது. ஆண் மற்றும் பெண் மூளைகளுக்கு இடையி-லான சில வேறுபாடுகள் பின்வருமாறு.:

ஆண்கள் ஒற்றை வேலைகளைச் செய்வதில் சிறந்தவர்-கள்; பெண்கள் மல்டி டாஸ்கிங்கில் சிறந்தவர்கள்.

பெண்கள் கவனம் சொல் நினைவகம் மற்றும் சமூக அறிவாற்றல் மற்றும் வாய்மொழி திறன்களில் சிறந்தவர்கள்.

ஆண்கள் இடஞ்சார்ந்த செயலாக்கம் மற்றும் சென்சார்-மோட்டர் வேகத்தில் சிறந்தவர்கள்.

பெண்கள் நீண்டகால நினைவகத்திலிருந்து தகவல்களை மீட்டெடுப்பதில் சிறந்தவர்கள்.

ஆண் மூளை கிட்டத்தட்ட 7 மடங்கு அதிக சாம்பல் நிறப் பொருளை செயல்பாட்டிற்குப் பயன்படுத்துகிறது அதே நேரத்தில் பெண் மூளை கிட்டத்தட்ட 10 மடங்கு அதிக வெள்ளை விஷயத்தைப் பயன்படுத்துகிறது.

ஆண் மற்றும் பெண் மூளைகள் ஒரே நரம்பியல் இரசா-யனங்களை செயலாக்குகின்றன. ஆனால் வெவ்வேறு அளவுகள் மற்றும் பாலின-குறிப்பிட்ட உடல்-மூளை இணைப்புகள் மூலம்.' என்ற மருத்துவ உண்மைகள் அவனுக்கும் தெரியும்தானே?.

அவளின் வீட்டில் அவளது தந்தையார் ஆண்கள்வேலை பெண்கள் வேலை என்று பிரித்துப் பார்ப்பதில்லை. அம்மா

சில வேளைகளைச் செய்யமாட்டாள். அதாவது>தனது காரில் ஏதும் பிழை என்றால் அம்மாவுக்கு அப்பாவின் உதவி தேவை. ஆனால் அதே நேரம் அம்மாவுக்கு உடம்பு சரியில்லாதபோது அப்பா குழந்தைகளக்கு ஏதோ சமைத்துக் கொடுப்பார். ரேணுவின் சகோதரர்கள்; அவர்களின் அப்பா மாதிரியே வாழப் பழகியிருக்கிறார்கள்.

வாஷிங் மெஷனில் துணிபோடுவது. அவை மெஷினில் துவைத்து முடிந்ததும் அவற்றை எடுத்து மடித்து வைப்பது அல்லது தங்களுடைய உடுப்புக்களை அயர்ன் பண்ணுவது. அவர்களின் அறையைத் துப்பரவாக வைத்திருப்பது சாப்-பிட்ட சமைத்த பாத்திரங்களை மெஷினில் அடுக்குவது, அவை கழுவப்பட்டதும் எடுத்து அடுக்கி வைப்பதெல்லாம் மூன்று குழந்தைகளும் செய்வார்கள். அம்மாதான் வீட்டு வேலை எல்லாம் செய்யவேண்டும் என்ற எதிர்பார்ப்பு அங்கு கிடையாது. பல தேவைகளைச் செய்ய வேண்டிய எதிர்கால வாழ்க்கைக்கு அவர்களைத் தயார் படுத்தும் ஒரு செயலகம் மாதிரி அவர்கள் தங்கள் வீட்டில் பன்னிரண்டு வயதிலிருந்து தாங்களாக வீட்டு வேலைகளைப் பகிர்ந்து செய்யத் தொடங்கி விட்டார்கள்.

வாழ்க்கையின் ஒவ்வொரு வினாடியும் தாயின் உதவியு-டன் வாழ்ந்த தனது இருபத்தி ஏழு வயதுக் கணவனுக்கு, ‘இணைந்த’ வாழ்க்கையின் சில கடமைகளை எப்படிப் புரிந்து கொள்ள முடியும்? ரேணு யோசித்தாள்.

“வாக்குவாதங்களைத் தடுக்கவும் ஆரோக்கியமான உறவைப் பெறவும் முயற்சிப்பதில் நான் இவ்வளவு நேரத்தை வீணடித்ததற்காக நான் மிகவும் வருந்துகிறேன். நீங்கள் எங்-கள் திருமணவாழ்க்கையில் என்னுடைய கடின உழைப்பில் பொறுப்பற்ற ஒரு ஒட்டுண்ணி போல இருக்கிறீர்கள் என்று தெரிகிறது. நாங்கள் திருமணம் மற்றும் உறவு பற்றிய புரி-தலில் ஒரே மாதிரியான வழிகளில் இல்லை எனவே நான் இந்த வீட்டிலிருந்து வெளியேறுகிறேன். மூளை அறுவை சிகிச்சை நிபுணராக வேண்டும் என்ற உங்கள் லட்சியத்துடன்

நீங்கள் சிறப்பாக இருக்க முடியும். ஆனால் நீங்கள் அதைச் செய்வதற்கு முன் எங்கள் இருவரினதும் மூளை வித்தியாசமாக செயல்படுகிறது என்பதை நினைவில் கொள்ளுங்கள். குடும்பத்தில் உறவு சார்ந்த நெருக்கத்துடன் இணைவதற்குக் கொஞ்சம் இரக்க உணர்வும் அத்துடன் இணைந்த மனநிலையும் உங்கள் மனைவியிடம் இருக்க வேண்டும் என்பதை மறந்து விட்டீர்கள்'' அவள் அழுகையை அடக்கிக் கொண்டு சொன்னாள்.

குமார் மவுனமாகத் திகைத்து நின்றான். 'தேவை என்றால் ஒரு உதவியாளரை அவ்வப்போது அழைத்து வேலை செய்யச் செய்யலாம்தானே?' அவன் வியப்புடன் கேட்டான்.

''எங்களுக்குப் பல குழந்தைகள் இப்போது இல்லை. எங்களை பராமரிப்பில் யாரும் வயது போன எங்கள் பெற்றோர் இலலை. எங்களுக்கு ஏதும் அங்கவீனம் கிடையாது. நாங்கள் இருவரும் மிகவும் சுகாதராமான வாழ்க்கை வாழுகிறோம். இருவருடைய வாழ்க்கையையும் இனிய பயணமாக நினைக்க முடியாத தன்மையுடன் நீங்கள் வாழ்கிறீர்கள். நான் உங்களிடம் தோசையும் இட்டலியும் செய்து தரச் சொல்லவில்லை. சாதாரணமாக மற்ற வீடுகளில் ஆண்கள் செய்யும் வேலையை நீங்கள் செய்ய வேண்டும் என்றுதான் எதிர்பார்க்கிறேன்'' அவள் சொன்னதும் அவன் முகம் கோபத்தில் சிவந்தது.

''ஏன் சின்ன விடயங்களுக்கு இவ்வளவு பெரிய பிரசங்கம் என்று எனக்குப் புரியவில்லை'' அவன் முணுமுணுத்தான்.

''நீங்கள் என்னைக் காதலிப்பதாகச் சொன்னீர்கள். ஆனால் அதைத் தொடர்ந்த எங்கள் உறவில் உங்கள் படிப்பையும் எதிர்காலத்தில் என்னவாக வரவிரும்புகிறீர்கள் என்பதைத்தான் அடிக்கடி சொன்னீர்கள். நான் பக்டீரீயா வைரஸ்கள் பற்றிய ஆய்வில் மேலாராய்ச்சிகள் செய்ய வேண்டுமென்பதை மறந்து விட்டு நீங்கள் மட்டும் மேற்படிப்பு படித்து 'ப்ரயின் சேர்ஜனாக' வரவேண்டுமென்று துடிக்கிறீர்-

கள். ஏன் உங்கள் மூளை மற்றவர்கள் பற்றி-முக்கியமாக உங்கள் மனைவி பற்றி சமத்துவமாகச் சிந்திக்க மறுக்கி-றது?''அவள் கண்ணீருடன் கேட்டாள்.

ரேணுவின் காலடிகள் குமாரின் காதுகளிலிருந்து மறைந்து கொண்டிருந்தன. அவள் அவனின் வீட்டிலிருந்து வெளியேறுகிறாள்..பல வருட உறவு. இருமாதத் திருமண இணைவு அத்தனையும் 'அயர்ன்' பண்ணாத போராட்டத்தில் பிரிந்து விட்டது.

11. நூறு நகல் மூளைகள்

- நஞ்சப்பன் ஈரோடு

இன்றைய வாழ்க்கையின் சோகம் என்னவென்றால், சமு-தாயம் ஞானத்தை சேகரிக்கும் வேகத்தை விட அறிவியல் அறிவை வேகமாக சேகரிக்கிறது. — ஐசக் அசிமோவ், மறைந்த அறிவியல் புனைவு எழுத்தாளர்.

ஆனந்த் என் கையை அழுத்தமாக குலுக்கிவிட்டு, அலுவலகத்தின் நடுவில் இருந்த பழுப்பு நிற தோல் நாற்-காலியில் அமர்ந்தான். இருபத்தி ஒரு வயது. பொறியியல் பட்டம். சாதிக்கத் துடிக்கும் வேகம். இன்றைய காலகட்டத்-தின் பிரதி நிதி.

“உங்கள் நிறுவனம் என்ன செய்கிறது என்று விளக்கமாக சொல்லுங்கள்.” என்றான்.

நான் என் நாற்காலியை சற்று முன்னோக்கி நகர்த்தி-னேன். இந்த விளக்கத்தை ஆனந்த் போன்ற நூற்றுக்கணக்-கான இளைஞர்களுக்கு கொடுத்திருக்கிறேன். ஆனால் ஒவ்-வொரு முறையும் அது புதிதாகவே தோன்றும்.

“ஆனந்த், மனிதன் எப்போதும் தன் வாழ்க்கையின் சரி-யான பாதையைத் தேடிக்கொண்டே இருக்கிறான். ஆனால் அதைக் கண்டு பிடிக்கும் முன்பே அவன் வாழ்நாள் முடிந்-துவிடுகிறது. நாங்கள் இந்த பிரச்சினைக்கு அறிவியல் பூர்-வமாக தீர்வு கண்டு பிடித்திருக்கிறோம்.”

"எப்படி?"

"நரம்பியல், உளவியல், கணினி அறிவியல் — இந்த மூன்று துறைகளையும் ஒருங்கிணைத்து நாங்கள் உருவாக்-கிய 'நியூரோ-மேப்பிங்' தொழில்நுட்பம் மூலம்."

ஆனந்த் கண்களில் ஆர்வம் தெரிந்தது. விஞ்ஞானம் என்றால் எல்லா இளைஞர்களுக்கும் ஒரு ஈர்ப்பு.

நான் மேற்கொண்டு தொடர்ந்தேன். "முதலில் உங்கள் மூளையின் முழுமையான டிஜிட்டல் பிரதியை உருவாக்-குவோம். உங்களின் நியூரான் இணைப்புகள், சிந்தனை முறைகள், உணர்ச்சிபூர்வ எதிர்விளைவுகள் எல்லாவற்றை-யும் உள்ளடக்கிய முழுமையான டிஜிட்டல் பிரதி. நாங்கள் இதை 'நகல் மூளை' என்று அழைக்கிறோம்."

"இது எப்படி சாத்தியம்?"

"குவாண்டம் கம்ப்யூட்டிங் மற்றும் நரம்பியல் வலைப்பின்-னல் தொழில்நுட்பத்தின் கலவை. இருபது வருடங்களாக ஆராய்ச்சி செய்து உருவாக்கியது."

"என்னுடைய மூளைக்கும் இந்த நகல் மூளைக்கும் எந்த வேறுபாடும் கிடையாதா?"

"உங்கள் மூளை உங்கள் உடலில் இயங்குகிறது. உங்கள் நகல் மூளை ஒரு மென் பொருளில் இயங்குகிறது. அதைத் தவிர வேறு எந்த வித்தியாசமும் இல்லை. உங்கள் மூளையை சிந்திக்க வைக்கும் ஒரு சில தூண்டுதல்கள் உங்-கள் நகல் மூளையையும் அதே வகையில் சிந்திக்க வைக்-கும். ஒரு சில தூண்டுதல்களினால் உங்கள் மூளை சில இன்ப துன்பங்களை அனுபவிக்கிறது. அதே தூண்டுதல்-களை கொடுத்தால் உங்கள் நகல் மூளையும் அதே இன்ப துன்பங்களை அனுபவிக்கும்."

"சரி. இந்த நகல் மூளையை வைத்து என்ன செய்வீர்-கள்?"

"முதலில் உங்கள் நகல் மூளையின் நூறு பிரதிகளை உருவாக்குவோம். பிறகு அந்த நூறு நகல் மூளைகளையும் நாங்கள் இயக்கி வரும் Metaverse என்னும் செயற்கை

உலகில் வாழ விடுவோம். உங்கள் நகல் மூளையைப் போலவே பல கோடி நகல் மூளைகள் வாழும் மாபெரும் டிஜிட்டல் உலகம் அது.''

``நூறு எதற்கு?''

``நல்ல கேள்வி. எங்கள் செயற்கை உலகில் உங்கள் நகல் மூளை ஒவ்வொன்றும் வெவ்வேறு தொழிலில் ஈடுபடும் — பொறியாளர், மருத்துவர், கலைஞர், தொழிலதிபதி, விஞ்ஞானி, எழுத்தாளர் — இப்படி நூறு வெவ்வேறு வாழ்க்கைகளை உங்கள் நகல் மூளைகள் வாழும். ஒரு வருடம் கழித்து உங்களுடைய எந்த நகல் மூளை அதிக மகிழ்ச்சியுடனும் அதிக வெற்றியுடனும் இருக்கிறதோ அதன் பாதை தான் உங்களுடைய பாதை. ரத்தமும் சதையுமான ஆனந்த் என்னும் நீங்கள் அந்த பாதையில் சென்றால் நீங்களும் அதே மகிழ்ச்சியையும் அதே வெற்றியையும் நிஜ உலகில் அடைவீர்கள்.''

ஆனந்தின் முகத்தில் மலர்ச்சி. கண்களில் ஆச்சரியம். ``நிஜ உலகில் நான் இந்த சோதனையை செய்ய வேண்டுமென்றால் அதற்கு நூறு வருடங்கள் பிடிக்கும். ஆனால் உங்கள் செயற்கை உலகில் இதற்கு தேவை ஒரு வருடமே. பிரில்லியன்ட்!''

நான் எதுவும் சொல்லாமல் புன்னகைத்தேன். ஆனந்த் போன்ற புத்திசாலி இளைஞர்கள் தாங்களாகவே அதை யூகித்து விடுவார்கள் என்று எனக்கு தெரியும்.

திடீரென்று ஆனந்த், ``இதெல்லாம் கேட்பதற்கு நன்றாக இருக்கிறது. ஆனால் நடைமுறையில்?'' என்றான்.

``கடந்த பத்து வருடங்களாக நாங்கள் இதை நடைமுறையில் செயல்படுத்தி வருகிறோம். வெற்றி விகிதம் 97 சதவீதம்!'' என்றேன் நான் பெருமையுடன்.

ஆனந்த் சில நொடிகள் எதுவும் பேசாமல் என் மேஜையிலிருந்த ஒரு புத்தகத்தைப் பார்த்துக் கொண்டிருந்தான். பின் நிமிர்ந்து என் கண்களை சந்தித்தான் . ``சரி, இதற்கு கட்டணம் எவ்வளவு வசூலிக்கிறீர்கள்?''

நான் உள்ளூர குதூகலித்தேன். இந்தக் கேள்வியை கேட்ட எந்த இளைஞனும் பின் வாங்கியதில்லை. கிட்டத்-தட்ட விற்பனை முடிந்தது போல் தான்.

நான் குரலை கனைத்துக் கொண்டு, "நீங்கள் முன்கூட்டி பணம் எதுவும் தர வேண்டியதில்லை. உங்கள் எதிர்கால வருமானத்தில் பத்து சதவீதம் தந்தால் போதும்." என்றேன்.

ஆனந்த் முகம் சுருங்கியது. "பத்து சதவீதமா? அது மிக அதிகம்!"

"யோசித்துப் பாருங்கள். தவறான தொழிலில் வாழ்நாள் முழுவதும் போராடுவதா, அல்லது சரியான பாதையில் வெற்றிகரமாக வாழ்வதா? பத்து சதவீதம் கழித்தாலும் நீங்-கள் சம்பாதிக்கும் தொகை பல மடங்கு அதிகமாக இருக்-கும்."

அரை மணி நேரம் கழித்து ஆனந்த் கையெழுத்திட்ட ஒப்பந்தம் என் மேசையில் இருந்தது.

பதிமூன்று மாதங்கள் கழித்து டாக்டர் ராம்ஜி என் அலு-வலகத்திற்கு வந்தார். எங்கள் நிறுவனத்தின் தலைவர். முகத்தில் பெரிய புன்னகை.

"ஆனந்தின் நகல் மூளை ரிபோர்டைப் பார்த்தேன். அசாதாரணமான திறமை. அவன் ஒரு பெரும் விஞ்ஞானி-யாக உருவாகப் போகிறான். அவன் கண்டு பிடிக்கப் போகும் தொழில் நுட்பங்கள் இந்த உலகையே மாற்றி விடும். நமக்கு பல கோடி வருமானம் வரும்."

நான் புன்னகைத்தேன். "மிக நல்ல செய்தி. அந்த ரிபோர்டில் கவலை தரக் கூடிய விஷயம் வேறு ஏதேனும்- இருந்ததா?"

"இருந்தது. ஆனால் அது நமக்குத் தெரிந்தது தான். ஆனந்தைப் போன்ற ஏதாவது கண்டு பிடிக்க வேண்டும் என்ற தாகம் கொண்ட விஞ்ஞானிகளின் பொதுவான பிரச்-சினை. அவர்களுக்கு பெரும் கண்டு பிடிப்பை நோக்கி உழைப்பது தான் இன்பம். அப்படி வேலை செய்யாத நேரங்-களில் அவர்கள் உளச் சோர்வுக்கு ஆளாவார்கள். ஆனந்-

தின் விஞ்ஞானி நகல் மூளையின் ஒரு வருட வாழ்க்கை-
யிலும் இந்த பிரச்சினை இருந்தது.''

"சரி. அதற்கு தீர்வு, ஆனந்த் உடனடியாக ஒரு தீவிர
கண்டிபிடிப்பு வேலையில் ஈடுபடுவது தான்.''

"ஆம். அந்த வேலையும் ரெடி. நான் ஏற்கனவே
ரோபோக்களை வடிவமைப்பு செய்யும் ஒரு பெரிய நிறு-
வனத்திடம் பேசி விட்டேன். அவர்கள் ஆனந்த்தை சந்திப்-
பதில் ஆர்வத்துடன் இருக்கிறார்கள். நீ உடனே ஆனந்த்-
தைக் கூப்பிட்டு பேசி விடு.''

டாக்டர் ராம்ஜி கிளம்பியதும் நான் உடனே ஆனந்தின்
போன் நம்பரை அழைத்தேன். பதினைந்து முறை ஒலித்தது.
பதில் இல்லை. கடைசியில் ஒரு வயதான பெண் குரல்.

"ஹலோ?''

"நான் நியூரோமேப் நிறுவனத்திருந்து அழைக்கிறேன்.
ஆனந்திடம் பேச வேண்டும்.''

நீண்ட மௌனம்.

"ஆனந்த்... அவன் இப்போது எங்களுடன் இல்லை.
கடந்த மாதம் அவன் தன் உயிரை மாய்த்துக் கொண்டான்.''

போன் என் கையிலிருந்து நழுவியது.

12. உயிர் காக்க உதவும் பன்றியின் சிறுநீரகம்

சமீபத்தில் உடல் உறுப்பு மாற்று அறுவை சிகிச்சை துறை-
யில் ஒரு முக்கிய திருப்பம் நிகழ்ந்துள்ளது. அமெரிக்கா
நியூஜெர்சி குக்ஸ்டவுன் (Cookstown) என்ற இடத்தைச்
சேர்ந்த 54 வயது பெண்மணி லிசா பிசானோவின் (Lisa
Pisano) இதயம் மற்றும் சிறுநீரகம் செயலிழந்தது. பல
காரணங்களால் அவருக்கு வழக்கமான உடல் உறுப்பு மாற்று
அறுவை சிகிச்சை செய்ய முடியாத நிலை ஏற்பட்டது.
லிசாவின் உயிர் காக்க மருத்துவ நிபுணர்கள் மாற்று வழி-
யைக் கண்டுபிடித்தனர்.

புது வழியில் அறுவைசி கிச்சை - மரணத்திற்கு அருகில் சென்ற லிசாவின் உயிரைக் காக்க மருத்துவர்கள் பன்றியின் சிறுநீரகத்தை மாற்று உடல் உறுப்பு அறுவை சிகிச்சை மூலம் பொருத்தினர். இரட்டை அறுவை சிகிச்சையின் ஒரு பகுதியாக செயலிழந்து கொண்டிருந்த அவரின் இதயத்தை-யும் இயங்க வைத்தனர்.

ஒரே நேரத்தில் இதயமும் சிறுநீரகமும் இயங்கவில்லை என்பதால் அவரின் உடல்நிலை பலவீனமானது. இதனால் சாதாரணமாக செய்யப்படும் அறுவை சிகிச்சை முறையைப் பின்பற்ற முடியவில்லை. இந்த அறுவை சிகிச்சை நியூயார் பல்கலைக்கழக லாங் ஒன் அறுவை சிகிச்சை ஆய்வுக்கழக மருத்துவமனையில் (NYU Langone Transplant Institute) நடந்தது. இதயத்தைத் தொடர்ந்து துடிக்க வைக்க முதலில் இயந்திர பம்பு பொருத்தப்பட்டது. பிறகு சில நாட்கள் கழித்து மரபணு ரீதியில் மாற்றம் செய்யப்பட்ட பன்றியின் சிறுநீரகம் பொருத்தப்பட்டது. அவர் உடல்நலம் இப்போது தேறி வருகிறது.மார்ச் 2024ல் மாசிசூசெட்ஸ் பொது மருத்துவமனையில் முதலில் இதே போல ஒரு பரி-சோதனை அறுவை சிகிச்சை நடந்தது. இது இரண்டா-வது அறுவை சிகிச்சை. விலங்கு ஒன்றின் உடலில் இருந்து எடுக்கப்பட்ட உறுப்பு ஒன்றை மனிதருக்குப் பொருத்துவதன் மூலம் அவரது உயிரைக் காக்கலாம் என்பதற்கு இது ஒரு சிறந்த எடுத்துக்காட்டு என்று மருத்துவ ஆய்வாளர்கள் கரு-துகின்றனர்.

“சிகிச்சைக்கு முன்னால் நான் என்னுடைய வாழ்வின் இறுதிக் கட்டத்தில் இருந்தேன். இது எனக்கு கிடைத்த ஒரு வாய்ப்பு. இந்த முயற்சி வெற்றி பெறாமல் போயிருந்தால் இன்னொரு மனிதரின் உயிரைக் காப்பாற்ற இந்தப் புதிய முறை பயன்பட்டிருக்கும்” என்று லிசா கூறுகிறார்.

“இந்த வெற்றி மகிழ்ச்சியளிக்கிறது. இந்த இரட்டை சிகிச்சை சோதனை உடனடியாக பலன் தந்துள்ளது. பன்-றியின் சிறுநீரகம் நோயாளியின் உடலில் பொருத்தப்பட்ட-

வுடன் அது இயங்கத் தொடங்கியது. சிறுநீரை உருவாக்க ஆரம்பித்தது'' என்று மருத்துவமனை ஆய்வுக்கழகத்தின் இயக்குனர் டாக்டர் ராபர்ட் மாண்ட்காமரி (Dr Robert Montgomery) கூறுகிறார். ''இன்னும் சில காலத்திற்குப் பிறகே இந்த சோதனையின் வெற்றியை உறுதி செய்ய முடி-யும்'' என்று நோயாளியின் உடலில் இதய பம்ப்பை பொருத்-திய மருத்துவமனை இதய அறுவை சிகிச்சை நிபுணர் டாக்-டர் நேரா மொசாமி (Dr Nader Moazami) கூறுகிறார்.

மரபணு மாற்றம் செய்யப்பட்ட விலங்கு உறுப்புகள் - உலகம் முழுவதும் மற்ற அறுவை சிகிச்சை நிபுணர்கள் இந்த சோதனையின் வெற்றியை உற்று நோக்குகின்றனர். ''இந்த முயற்சி வரவேற்கத்தக்கது. இதய செயல்பாடு மோச-மாக இருக்கும்போது சிறுநீரக அறுவை சிகிச்சை செய்வது மிகக் கடினம்'' என்று மற்றொரு மருத்துவ நிபுணர் டாக்டர் டாட்சியோ கவாய் (Dr Tatsuo Kawai) கூறுகிறார். மாற்று சிறுநீரகத்திற்காக உலகெங்கும் பல மில்லியன்கணக்-கான மனிதர்கள் காத்துக் கொண்டிருக்கின்றனர். அமெரிக்-காவில் மட்டும் 100,0000 பேர் இவ்வாறு காத்திருக்கின்-றனர்.

இவர்களில் பலரும் காத்திருப்பு காலத்தில் உறுப்பு தானம் செய்வோர் கிடைக்காமல் உயிரிழக்கின்றனர். தானம் செய்-வோரின் பற்றாக்குறையைப் போக்க பல உயிரித் தொழில்-நுட்ப நிறுவனங்கள் மரபணு ரீதியாக பன்றிகளின் உடல் உறுப்புகளில் மாற்றங்களை செய்கின்றனர். இவற்றின் உறுப்-புகள் பெரும்பாலும் மனித உறுப்புகள் போலவே செயல்-படுகின்றன என்பதால் நோயாளியின் உடலில் இயல்பாக இருக்கும் எதிர்ப்புசக்தியால் மாற்று உறுப்புகள் அந்நியப் பொருளாக கருதப்பட்டு நிகாகரிக்கப்படும் வாய்ப்பு குறைகி-றது.

நியூயார்க் மருத்துவமனை மற்றும் வேறு பல மருத்து-வமனைகள் மூளைச்சாவு அடைந்த மனிதர்களின் உடலில் விலங்குகளின் உறுப்புகளைப் பொருத்தி பரிசோதனைகளை

நடத்தி வருகின்றனர். இதன் முடிவுகள் நம்பிக்கை அளிக்கக் கூடியதாக உள்ளன என்று ஆய்வாளர்கள் கூறுகின்றனர். மேரிலாந்து பல்கலைக்கழக நிபுணர்கள் பன்றியின் இதயத்தை இரண்டு நோயாளிகளுக்குப் பொருத்தினர். ஆனால் இவர்கள் இருவருமே சிகிச்சை முடிந்து ஒரு சில மாதங்களில் உயிரிழந்தனர்.

டாக்டர் கவாய், ரிச்சர்ட் ரிக்ஸ் லேமேன் (Richard "Rick" Slayman) என்பவருக்கு மார்ச் 2024ல் இதே போன்ற அறுவை சிகிச்சையை செய்தார். அப்போது அவருடைய உடல் புதிய உறுப்பை நிராகரித்தது. ஆனால் பிறகு புதிய உறுப்பை அவருடைய உடல் ஏற்றுக் கொண்டதால் ஏப்ரல் 2024ல் அவர் வீடு திரும்பினார். இப்போது அவர் மருத்துவர் கண்காணிப்பில் நலம் பெற்று வருகிறார்.

லிசாவிற்கு சிகிச்சைக்கு முன்பு மாரடைப்பு ஏற்பட்டது. அவரது இதயம், சிறுநீரகம் இரண்டும் செயலிழந்தன. இதனால் சோதனை முறையில் இந்த அறுவை சிகிச்சை செய்யப்பட்டது.

செயற்கையாக சிறுநீரகத்தை செயல்பட வைக்க உதவும் டயாலிஸிஸ் நடந்தது. அப்போது அவரது உடலில் வழக்கமாக மற்றவர்களுக்குப் பொருத்தப்படும் இதய பம்ப் அல்லது இடது வெண்ட்ரிக்குலார் கருவியை (LVAD) பொருத்த முடியவில்லை. இதனால் ஒரு ஜோடி இதய பம்ப் பொருத்தப்பட்டது. பிறகு பன்றியின் சிறுநீரகத்தை அறுவை சிகிச்சை செய்து பொருத்தினர். இதற்காக அமெரிக்க உணவு மற்றும் மருந்துப் பொருட்கள் ஆணையத்தின் (FDA) அவசர அனுமதியும் பெறப்பட்டது.

மனித உயிர் காக்க உதவுமா விலங்குகளின் உறுப்புகள்?

இது போன்ற மாற்று உடல் உறுப்பு அறுவை சிகிச்சையில் அந்நிய உறுப்பு பொருத்தப்படும்போது நோயாளியின் உடலில் ஏற்படும் இயல்பான எதிர்ப்புசக்தியை உண்டாக்கும் ஒரு குறிப்பிட்ட சர்க்கரையை மரபணு ரீதியாக மாற்றப்பட்ட பன்றியின் சிறுநீரகம் உற்பத்தி செய்வதில்லை

என்பதால் பன்றியின் உடலில் இருக்கும் முக்கிய உறுப்-
புகளில் ஒன்றான தைமஸ் சுரப்பி (thymus gland)
அதன் சிறுநீரகத்துடன் சேர்த்து பொருத்தப்பட்டது. நோயா-
ளியின் உடல் புதிய உறுப்பை ஏற்க இது உதவுகிறது. இந்த
சிறுநீரகம் யுனைட்டெட் தெரபூட்டிக்ஸ் கார்ப் (United
Therapeutics Corp) என்ற நிறுவனத்தால் உருவாக்கப்-
பட்டது.

ரிச்சர்ட் ரிக்ஸ் மற்றும் லிசா ஆகியோருக்கு செய்யப்பட்ட
இந்த சோதனை முயற்சிகளின் வெற்றி புதிய நம்பிக்கை
அளிக்கிறது என்று ஆய்வாளர்கள் கருதுகின்றனர்.

அடுத்த ஆண்டு மற்றொரு பன்றி சிறுநீரகத்தை உரு-
வாக்கும் முயற்சியில் யுனைட்டெட் நிறுவனம் ஈடுபட்டுள்-
ளது. இந்த புதிய முயற்சியின் வெற்றி, தானமாக உறுப்புகள்
கிடைக்காமல் மரணமடையும் பல்லாயிரக்கணக்கான மனித
உயிர்களைக் காக்க உதவும் என்று நம்பப்படுகிறது.

13. மகாகவி பாரதியின் கனவுக்கு ஒரு நல்வரவு

– ச.சுபாஷ் சந்திரபோஸ்

உயிர் என்பது ஒன்றாக இருந்தாலும் செயற் பாட்டு
அடிப்படையில் உயிரினங்கள் ஒவ்வொன்றும் வேறுபடு-
கின்றன. அவற்றுள்ளும் குரங்கிலிருந்து பரிணாம வளர்ச்சி
பெற்ற மானுடத்தின் தொடக்கம் முதல் இன்று வரையிலான
வாழ்க்கை பிரமிக்கத் தக்க ஒன்றாகும். உலகத்தின் ஆக்கம்,
அழிவு என எல்லாவற்றுக்கும் மக்களின் மூளையே காரண-
மாக இருக்கின்றது.

மூளைக்குள் சுற்றுலா என்னும் நூல் மூளையின் பாகங்-
களை அக்குவேறு ஆணி வேறாகப் பகுத்து விளக்குவதோடு
நின்றுவிடவில்லை. தனிமனித வாழ்க்கை, சமுதாயம், நாடு,
உலகம் முதல் அண்டங்கள் அனைத்தையும் சுற்றிப் பார்க்க
நம்மை அழைத்துச் செல்கிறது. நூலாசிரியர் வெ.இறையன்பு
தம்முடைய மூளையைக் கசக்கிப் பிழிந்து மூளை தொடர்-

பான அனைத்துச் செய்திகளையும் ஒன்று விடாமல் தொகுத்து விளக்கியுள்ளார்.

மூளை தொடர்பான அறிவியல் விளக்கங்கள் மருத்துவம் பயில்வோர் அறிந்துகொள்ள பேருதவியாக இருக்கும். நினைவில் நிற்காத நுட்பமான செய்தி களாக இருந்தாலும் மூளை பற்றிய அடிப்படையான தன்மைகளை அறிந்து- கொள்ள மூளைக்குள் சுற்றுலா பெரிதும் உதவும்.

இந்த நூலைப் படிக்கும்போது இன்னொன்றையும் உணர்ந்துகொள்ள முடிந்தது. அதுதான் தாய்மொழிக் கல்வி; ஆங்கிலத்திற்கு வாக்கப்பட்டு இத்தனை ஆண்டு காலம் ஆகியும் வயிற்றுப் பிழைப்புக்காகத் தொட்டு உறவாடுகின்- றோம். நம்மில் சிலருக்கு வேண்டுமானால் பொருளாதார வளம் இருக்கலாம். பிறமொழியாளர்கள் ஆங்கிலத்தைப் படிப்பதால் அலுவலகப் பிழைப்புக்குப் பயன்படுமே தவிர, அதன் வளர்ச்சிக்கு யாரும் அதிகமாகப் பங்காற்றி விட- வில்லை.

தாயிடமிருந்து தொப்புள்கொடி உறவை அறுத்த கொஞ்ச காலத்திலேயே ஏதாவது ஒரு ஆங்கிலக் கல்விக் கடையில் குழந்தைகளைச் சேர்த்து விடுகிறோம். மளமளவென்று மாறிப் பொறியியல் போன்ற பட்டங்களைப் பெற்று விடுகின்- றார்கள்.

வேலை வாய்ப்பைத் தேடிச் சென்றால், பொறியியல் கல்- லூரிகள் மூடப்படுவதைப் போன்று பல்லாயிரம் பேருக்குப் பணிபுரியும் வாய்ப்புக் கிடைக்கவில்லை; கேட்டால் ஆங்கி- லத்தில் புழங்கும் திறன் இல்லையாம்.

ஆங்கிலம் தெரியாவிட்டால் உலகில் வாழ்ந்து பயனில்லை என்பது போலத் தமிழ் மக்கள்போல அனை- வரும் நினைக்கின்றனர். ஆங்கிலம் பேசினால் அறிவாளி என்ற எண்ணமும் தமிழகத்தில் பலருக்கு இருக்கிறது. கோமல் சுவாமிநாதன் ஒருமுறை, 'ஆங்கிலம் பேசுபவர்கள் அறிவாளி என்றால் இங்கிலாந்தில் இருக்கும் பிச்சைக்காரி- கூட நம்மை விடப் பிரமாதமாகப் பேசுவாள்' என்று குறிப்- பிட்டது நினைவுக்கு வருகிறது (ப. 541) என்று குறிப்பிடு-

வது நினைக்கத்தக்கது.

கல்விக் கூடங்களில் ஆங்கிலத்தில் பேசாமல் தாய்மொ-ழியில் பேசினால் தண்டனை. ஆங்கில வழியாகப் படித்து நூற்றுக்கு நூறு மதிப்பெண் பெற்றது எல்லாம் என்ன ஆயிற்று? வினாக்கள் எழும் அல்லவா?

தாய்மொழியிலும் மொழி தொடர்பான மொழி யியலிலும் இரண்டு முதுகலைப் பட்டங்கள் பெற்று, ஆங்கில இலக்-கியத்திலும் முதுகலைப் பட்டம்பெற ஆசை. பணியின் பொருட்டு அந்த ஆசை ஈடேற வில்லை.

ஆங்கிலத் தேர்விற்குச் செல்வது போலவும் பேருந்தைத் தவற விட்டதுபோலவும் பல்வேறு கனவுகள். சொன்னால் நம்பமாட்டீர்கள். பணி ஓய்வு பெற்றுப் பல ஆண்டுகள் ஆகியும் இப்போதும் கனவில் ஆங்கிலம் என்னைத் துரத்திக் கொண்டிருக் கின்றது. ஆண்டவர்கள் மண்ணை விட்டுச் சென்றாலும் அவர்களின் மொழி இப்படிக் கனவில் கூட மிரட்டு வதைப் பலர் குறிப்பிட்டுள்ளார்கள். நம் கனவுகள் குழந்தைகளைத் துரத்த, ஆங்கிலவழிப்பாடங்கள் அவர்க-ளைத் துரத்த, தூக்கத்திலும் நாய் துரத்திப் பயந்து ஓடுவது-போல ஓடிக் கொண்டிருக்கிறார்கள். இரண்டாட்டில் ஊட்டிய குட்டிகள் நிலைதான். தாய்மொழியில் பொருள் உணர்ந்து படிப்பது தாய்ப்பால்; அந்நிய மொழியில், எதிர்காலக் கனவு களுக்காகப் படிப்பது புட்டிப்பால். ஒன்றைப் படிக்கும் போது, இணைப்புகள் ஏற்படாவிட்டால் அது மூளையில் பதிய-வில்லை என்று பொருள். மூளையிலும் கூட்டணி முக்கியம் (ப. 29) என்னும் நூலாசிரியரின் கருத்தோடு அரசியல் கூட்டணிகளை எல்லாம் ஒப்பிட்டுப் பார்க்கக்கூடாது.

இவ்வளவையும் எழுதுவதற்குக் காரணம் மூளைக்குள் சுற்றுலாதான். நூலாசிரியர் வெ.இறையன்பு நூல்கள், கட்டு-ரைகள், இணையம் எனப் பல்வேறு நிலையில் தரவுகளைத் திரட்டி, மூளைக்கு வேலை கொடுத்து இந்நூலை எழுதி இருக்கின்றார். தமிழில் எழுதப்பட்டுள்ளதால்தான் மூளை-யின் அருமை, பெருமைகளை எல்லாம் அறிந்துகொள்ள முடிகின்றது. ஆங்கிலத்தில் எழுதி இருந்தால் தமிழகத்தில்

பத்தோடு பதினொன்று, அத்தோடு இது ஒன்று என்று ஆகி இருக்கும்.

முத்துக் குளிப்பது போலக் கருத்துகளைத் தெரிவுசெய்து, திணிக்காமல் தெளிவாக நூலாசிரியர் வெ.இறையன்பு நூலை யாத்துத் தந்துள்ளார். படிக்கும்போது உணர்ந்த கருத்தை நூலாசிரியரே பதிவு செய்துள்ளார்.

மூளை குறித்த தகவல்களைப் பல்வேறு புத்தகங்களிலி-ருந்து திரட்டி அதிக அறிவியல் நெடியில்லாமல் எளிமை-யாக வாசகர்களுக்குத் தரும் இமாலய முயற்சியில் இறங்-கியிருக்கிறேன். இது பசிபிக் பெருங்கடலை ஒரு தெள்ளுப் பூச்சி நீந்திக் கடப்பதைப் போன்ற பேராசை முயற்சி (ப. 2).

உண்மை! தற்புகழ்ச்சி அன்று; இலக்கணப் பாயிரம் போன்ற நுழைவாயில் பகுதியைப் படித்தபோது யாப்பருங்-கலக் காரிகை ஆசிரியர் அமிதசாகரரின் அவையடக்கம் நினைவிற்கு வந்தது.

பனிமால் இமயப் பொருப்பகம் சேர்ந்த பொல்லாக் கருங்-காக்கையும் பொன்நிறமாய் இருக்கும் என்று இவ்வாறு உரைக்கும் அன்றோ இவ் இருநிலமே (யாப்.கா. 3)

காரிகையார் கூறுவது அவையடக்கம் என்றால், நூலாசி-ரியர் வெ.இறையன்பு கூறுவதை அறிவடக்கம் என்று கூறு-வதில் தவறில்லை.

அனைவருக்கும் புரியும் வகையில் எழுதி இருப்பதால் நூலாசிரியரைப் பாராட்ட வேண்டும். சும்மா இருந்துகொண்டு நேரமே கிடைக்கவில்லை என்று சொல்பவர்கள் பலர் இருக்-கின்றார்கள். ஆனால் பொறுப்புமிக்க பதவிகளை வகித்துக் கொண்டு ஆய்வுநூல்கள், வழிகாட்டி நூல்கள், படைப்பிலக்-கியங்கள் எனப் பல களங்களில் இயங்கிக் கொண்டிருக்-கும் நூலாசிரியர் படிப்பவரை ஓர் அண்டச் சுற்றுலாவுக்கே அழைத்துப் போகின்றார்.

அறிவியல், வாழ்வியல் என அனைத்து வகையான தகவல்களும் நூல் முழுவதும் நிறைந்து கிடக் கின்றன. கிராமப்புறங்களில் மூளை தொடர்பான பல கருத்துக்களை நகைச்சுவையாகவும் கிண்டலாகவும் பேசிக்கொள்வார்கள்.

இன அடிப்படையிலும் உறவு அடிப்படையிலும் மூளையை வைத்துப் பேசினால் கூட அது கிண்டலாகத்தான் இருக்கும்.

ஒரு செய்தியை நினைத்துக்கொண்டு மூளைக்குள் சுற்றுலாவைப் படித்துக் கொண்டிருக்கும்போது அது கண்ணில் பட்டது. மூளையைப் பற்றிய அறிவியல் கருத்துகளோடு மக்களிடம் புழக்கத்திலுள்ள வற்றையும் நூலாசிரியர் விட்டு வைக்கவில்லை என்பதை அறிந்து வியப்பு மேலிட்டது.

முப்பது - நாற்பது ஆண்டுகளுக்கு முன்னர்க் கிராமப்புறம் சார்ந்துள்ள நகரங்களில் மதுரை முனியாண்டி விலாஸ் உணவகம் இருக்கும். உணவகத்தில் உள்ள புலால் உணவு வகைகள் எழுதிய பலகை ஒன்று நிற்கும். ஆட்டுக்கறி - ஆட்டுக்கரி என்றும் மூளை - மூலை என்றும் எழுதப்பட்டிருக்கும்.

மாமன் - மச்சான் உறவுடையவர்கள் மதியச் சாப்பாட்டிற்கு ஒரு மதுரை முனியாண்டி விலாஸ§க்குப் போகிறார்கள். 'எங்க மாப்பிள்ளைக்கு மூளை வேணுமாம்; இருக்கா?' என்று கேட்க, கல்லாவில் இருப்பவர், 'அவருக்கும் இல்ல; ஒங்களுக்கும் இல்ல; தீர்ந்து போச்சு' என்றாராம்.

தமிழகம் முழுவதும் வழக்கில் இருக்கும் இந்த நகைச்சுவை மூளைக்குள் சுற்றுலாவிலும் பதிவாகி இருக்கின்றது.

ஒருவன் அவசரம் அவசரமாக வந்து ஆட்டு மாமிசக் கடையில், 'மூளை இருக்கிறதா?' என்று மொட்டையாகக் கேட்டான். கறி விற்பவர், 'இது வரை வந்தவர்களுக்கு எல்லாம் இருந்தது. உங்களுக்குத்தான் இல்லை' என்று இருபொருள் படப் பேசினார். (ப. 16).

'ஒம்மவன் என்னா சொல்லிட்டுப் போறான்; காதுல வாங்குனியா?' குடும்பத் தலைவர் தாண்டித் தலைகுப்புற விழுகிறார். 'என்னா இல்லாததயா சொல்லிப்புட்டான்; ஒங்களுக்கு மூளை இருக்கான்னு நான் அடிக்கடி கேட்பேன்; அவன் ஒரே ஒரு தரம் தானே கேட்டுருக்கான்'

'ஒனக்கு மூளை இருக்கா?' என்று ஒருவர் கேட்க, எதிரியும் ஒனக்கு மூளை இருக்கா? என்று கேட்டுக் கேள்விக் கணையால், இருவரும் வாய்ச் சண்டை போடுகிறார்கள்.

சமாதானம் செய்ய வந்தவர் இல்லாத ஒண்ணுக்கு ஏம்பா சண்டை போட்டுக்குறீங்க! என்று வெள்ளந்தியாகச் சொன்னாராம். நல்லவேளை, அவர் உலக வல்லரசு நாடுகளைப் போல ஒன்ன அவன் எப்படிச் சொல்லலாம்? என்று இருவரையும் உசுப்பேற்றி விட்டு அரிவாளையும் கம்பையும் தூக்க விடவில்லை.

இப்படி மூளை தொடர்பான கிண்டல்களையும் நகைச்சுவைகளையும் தொகுத்து ஒரு புத்தகமே எழுதலாம். அந்த அளவிற்கு மூளை தொடர்பான தரவுகள் சமுதாயத்தில் பரவிக் கிடக்கின்றன.

உலகின் ஆக்கம், அழிவு என எல்லாவற்றுக்குமே மூளையே அடிப்படைக் காரணமாக அமைகிறது. காலங் காலமாகவே, காய்கறி நறுக்கப் பயன்படும் கத்தி கழுத்தை அறுக்கவும் பயன்படுவது போலத் தான் மூளை உள்ள மக்களின் செயல்பாடு இருக்கின்றது.

மூளையால் அடைந்துள்ள வளர்ச்சி - அறிவியல் வளர்ச்சியைப் பெருமையாகப் பேசுகின்றோம். உண்மை இல்லாமல் இல்லை. அம்மை, காலரா போன்ற கொடிய நோய்களால் காலங்காலமாகக் கோடிக் கணக்கானோர் மாண்டுள்ளார்கள். பல நோய்கள் அறிவியல் வளர்ச்சியால் கட்டுப்பட்டு உள்ளன; காணாமலும் போய் விட்டன. இன்னொரு பக்கம் புதுப்புது நோய்கள் உற்பத்தி ஆகின்றன. அவை ஒரு தனிக்கதை.

அறிவியல் வளர்ச்சி, தொழிற்புரட்சி, மானுடத்தின் பேராசை இவற்றால் இரண்டு உலகப் போர்களால் துள்ளத்துடிக்க மாண்டு போனவர்களின் உயிர்கள் எல்லாம் வன்மம் நிறைந்த மூளைகளுக்குத் தங்கள் குருதியைக் குடம் குடமாகக் கொட்டி ஆராதனை செய்துள்ளன.

இன்னும் விட்டபாடில்லை; உலகமயம், தாராளமயம், தனியார்மயம், தேசியம் என்னும் வெவ்வேறு பெயர்களில் மூளைகள் குருதியை உறிஞ்சிக் கொண்டுதான் இருக்கின்றன.

ஆய்வோடும் நெருங்கிய தொடர்புடைய நூலாசிரியர் வெ.இறையன்பு மூளைக்குள் சுற்றுலாவை பல இயல்களாகப் பகுத்து 138 உட்பிரிவுகளில் கச்சிதமாக விளக்குகின்றார். இவ்வாறு பகுத்து முறைப்படி எழுதா விட்டால் எழுதும் நூலாசிரியரையும் குழப்பி விடும். படிப்பவரின் மூளையையும் நூல் குழப்பி விடும்.

மூளையின் அருமை பெருமை

நூலாசிரியர் வெ.இறையன்பு மூளையின் அமைப்பு, செயற்பாடு போன்றவற்றை விளக்கும் போது அதன் அருமை, பெருமைகளை நூல் முழுவதும் குறிப்பிடுகின்றார்.

2015 ஆம் ஆண்டு உலகத்தின் நான்காவது சக்தி-வாய்ந்த சூப்பர் கம்ப்யூட்டர் மனித மூளையின் ஒரு நொடிச் செயல்பாட்டைச் செய்ய 40 நிமிடங்கள் எடுத்துக்கொண்டது (ப. 67). மனிதன் மூளையைக் கசக்கிப் பிழிந்து எதனைக் கண்டுபிடித்தாலும் அவனது மூளைக்கு ஈடு இணை யானது எதுவும் இல்லை என்பதை நூலாசிரியர் பதிவு செய்துள்ளார்.

அவ்வளவு உன்னதமான மூளையின் கண்டு பிடிப்புகள் பெரும்பாலும் பிள்ளையார் பிடிக்கக் குரங்கான கதையாகத்தான் ஆகின்றன. அணுவைப் பிளக்கும் அற்புதத்தைக் கண்டுபிடித்த ஐன்ஸ்டீன் மனம் நொந்தே இறந்து போனாராம். போரில் அணுகுண்டின் அழித்தொழிப்பு, அவர் நினைத்துப் பார்த்ததைவிட அதிகமாக இருந்ததாம்.

உலக நாடுகள் ஒன்றுக்கொன்று நேசக்கரம் நீட்டிக் கொண்டே உதட்டில் உறவும் உள்ளத்தில் பகையுமாக ஏவுகணைகளைக் குறிபார்த்து வைத்துக் கொண்டிருக்கின்றன.

மற்ற விலங்கினங்கள் அவற்றின் உரிமை யோடு மோதுகின்றவற்றை மட்டுமே எதிர்த்துத் தாக்குகின்றன. நாம் பார்த்திராத, சந்தித்திராத, நமக்குச் சம்பந்தமில்லாத மக்களை அழிப்பதற்காகத் தயாராக இருப்பது மனித இனம் மட்டுமே (ப. 9). முடியாட்சி காலத்திலிருந்து இரண்டாம் உலகப் போர் வரை குருதி சிந்திய கோடிக் கணக்கான மக்கள், தற்காலத்தில் லட்சக் கணக்கில் உள்நாட்டுப் போரால் மடிந்த மக்கள், இனிவரும் காலங்களில் மடியப் போகும் மக்-

களை எல்லாம் நூலாசிரியர், மேலுள்ள கருத்தின் வழிக் குறுகத்தரித்துக் கூறி விடுகின்றார்.

ஆறாம் அறிவால் பகுத்தறிவு படைத்த மனித இனம் மதங்களை உற்பத்தி செய்து கடவுளைக் கைத்தடியாக வைத்துக் கொண்டு இல்லாததை எல்லாம் இருப்பதாகவும் இருப்பதை இல்லாத தாகவும் கூறி ஒன்றோடு ஒன்று மூர்க்-கத்தனமாக மோதிக் கொள்ளும். இயல்புக்கு மாறான ஆறறிவு களின் புனைவுகளை நூலாசிரியர் பிரக்ஞைப் பேரெழுச்சி என்று குறிப்பிடுகின்றார்.

பிரக்ஞைப் பேரெழுச்சியின் காரணமாகவே புராணம் புனைவியல், கடவுள், மதங்கள் ஆகியவை தோன்றின. இல்லாதவற்றைக் குறித்தும் பார்க் காதவை பற்றிப் பேசவும் எழுதவும் மனிதனால் மட்டுமே முடியும். சில நேரங்களில் அவன் சண்டை யிட்டுக் கொள்வதும் குண்டு போட்டு மாய்-வதும் பார்க்காதவற்றைப் பற்றிய சர்ச்சையால் (ப. 21).

மூளையின் அளவு

எறும்பு முதல் எல்லா உயிர்களுக்கும் மூளை இருப்பதை நூலாசிரியர் ஆங்காங்கே பதிவு செய் கின்றார். அளவையும் குறிப்பிடுகின்றார்.

நம்முடைய மூளை உடல் விகிதம் ஒன்றுக்கு ஐம்பதாக இருக்கிறது. (1:50). சிம்பன்சிக்கு 1:150. கொரில்லாவிற்கு 1:500. சின்னக் குரங்கினங் களுக்கு 1:17லு நம் உடல் அளவிற்கு அவை இருந்தால் அவற்றின் மூளை நான்கு கிலோ இருக்கும். மூளை பெரிதே தவிர, அதில் சாம்பல் நிறப்பொருள் குறைவு (ப. 55).

காக்கைக்கும் தன்குஞ்சு பொன்குஞ்சு என்பது போல அந்தந்த உயிரினத்திற்கு அதனதன் மூளை ஒரு கருவூலம்-தான். அந்த மூளை செயலிழந்து விட்டால் மூளைச்சாவு எனக் குறிப்பிடுகின்றார்கள். மனத்தை அதிகமாகத் திறந்-தால் மூளை வெளியே விழுந்து விடுவதற்கான ஆபத்து-கள் அதிகம் (ப. 55) என டிம் மிஞ்சின் என்னும் அறிஞர் கருத்தை நூலாசிரியர் குறிப்பிடுகின்றார். இக்கூற்றில் பல பொருள் உண்டு. விபத்தில் கால், கை முறிந்தால் உடலோடு

ஒட்டிய படியே இருக்கும். தலையில் பலமாக அடிபட்டால் நுங்கு போல மூளை வெளியே வந்து விழும். அதற்குத் தான் தலைக் கவசம் அணிய வேண்டும்.

இன்று பல நெருங்கிய உறவினர்களை மூளையில் காயம் ஏற்பட்டதால் நான் இழந்திருக் கிறேன். தமிழகத்தில் இளை-ஞர்கள் இருசக்கர வாகனத்தில் செல்லும்போது தலைக்க-வசம் அணியாததால் விபத்துக்குள்ளாகி மூளைச் சாவைச் சந்திக்கிறார்கள் (ப. 2)

இக்கருத்தைப் படிக்கும்போது நூலாசிரியரின் சமுதாய அக்கறை நன்கு புலப்படுகின்றது. உறுப்புத் தானத்தில் இந்-தியாவில் தமிழகம் முதல் இடத்தில் இருக்கின்றது; பரிசு பெறுகின்றது. பாராட்ட வேண்டிய செய்திதான். ஆனால், இதனை ஊன்றிக் கவனித்தால் தண்ணீர் புகுந்த வளைக்-குள்ளிருந்து எலிகள் வெளியே ஓடுவது போலப் பல உண்-மைகள் வெளிப்படும்.

ஊடகங்கள்வழி நாள்தோறும் செய்தியைப் படித்தாலும் காட்சிகளைப் பார்த்தாலும் ஈரக்குலை நடுங்குகின்றது; இதயம் படபடக்கின்றது. வாகன விபத்துக்களால் குலைகு-லையாக மடிகிறார்கள். இளைஞர்கள் மிகுந்த நாடு இந்-தியா என்று பெருமை யாகப் பேசிக் கொள்கின்றோம். அந்த இளைஞர்கள் தான் அதிகம் விபத்தில் சிக்கிக் கொள்கி-றார்கள். குடித்து விட்டு வாகனங்களை ஓட்டுவதும் தூங்க வேண்டிய நேரத்தில் வாகனங்களை ஓட்டுவதும் விபத்திற்கு அடிப்படைக் காரணங்களாகின்றன.

வாகனம் கட்டுப்பாட்டை இழந்து விபத்துக் குள்ளானது எனச் செய்தியில் படிக்கலாம். போதையில் ஓட்டும்போது எந்த நொடியிலும் கட்டுப்பாட்டை இழக்கலாம். தூக்கமின்றி வாகனம் ஓட்டும்போது விடியற்காலையில் கட்டுப்பாட்டை இழக்கும். விழிப்பிலிருந்து தூக்கம் தொடங்கும் நேரம் ஒரு புதிர். அந்த ஒரு நொடியை விடியற்காலைச் சாலை விபத்-துகளிலிருந்து அறிந்து கொள்ளலாம். விபத்து ஏற்படுத்த வரும் தூக்கத்தை நூலாசிரியர் நுண்தூக்கம் (micro - sleep) (பக். 207, 212) என்று குறிப்பிடுகின்றார்.

விபத்தில் மூளை செத்தால் உறுப்புத்தானம் செய்ய வேண்டிய நிலை வரும். மூளைச் சாவுக் குள்ளானோரின் உறுப்புகளைத் தானம் செய்வோரை வாழ்த்தி, வணங்க-வேண்டும். இருப்பினும் விபத்துக் கான காரணத்தைத் தனி மனிதனும் சமுதாயமும் அரசுகளும் உணரவேண்டும்.

நோய்நாடி நோய்முதல் நாடி அதுதணிக்கும்
வாய்நாடி வாய்ப்பச் செயல் (திருக். 948)

ஈராயிரம் ஆண்டுகளுக்கு முன்பே திருவள்ளுவர் நயத்தக்க நாகரிகத்துடன் சொல்லியுள்ளார்.

நூலாசிரியரும் தம்முடைய உறவு இளைஞர் களின் இழப்பைச் சொல்லியதில் மேலே கூறி யுள்ளவை எல்லாம் இடியாப்பச் சிக்கலாகப் பொதிந்துள்ளன.

பல்வேறு செய்திகள்

நூலாசிரியர் மூளை, நரம்பியல் தொடர்பான செய்திகளை விளக்குவதோடு,

உயிரினங்கள் கருவுற்றிருக்கும் காலம்,

இதயத்தின் பணி 3. நிகோடின் பயண வேகம்,

மனித உறுப்புகளின் எடை, 5. சினை முட்டை, 6. குருதி அளவு, 7. தோலில் உள்ள உறுப்புகள் என நூற்றுக் கணக்கான உடல் தொடர்பாகவும் பிற வகையாகவும் பெட்டிச் செய்திகளைக் கொடுத்து உள்ளார்.

யானையின் கருவுற்றிருக்கும் காலம் 660 நாட்கள். ஒட்டகம் 406. குதிரை 345. குரங்கு 235. சிங்கம் 120. புலி 106. முயல் 40. அணில் 35. சுண்டெலி 23.

நாளன்றுக்கு இதயம் 1,05,120 தடவை துடிக்கிறது. 300 காலன்களுக்கு மேற்பட்ட குருதியை வாரி இறைத்துக் கொண்டிருக்கிறது. 75,00,100 மூளை அணுக்களுக்கு வேலை கொடுக்கிறது (ப. 16)

ரத்தம் - மூளைத்தடுப்பு வெளிப் பொருட்களிலிருந்து மூளையைக் காப்பாற்றுகிறது. அதையும் மீறிப் புகைக்கும்-போது நிகோடின் மூளைக்குள் ஏழு வினாடிக்குள் சென்று விடுகிறது (ப. 76).

மூளையின் எடை மூன்று பவுண்டு. மனிதத் தோல் 20 பவுண்டு. குடல்கள் 7.5 பவுண்டு. நுரையீரல் 5 பவுண்டு. கல்லீரல் 3.2 பவுண்டு. இதயம் 0.6 பவுண்டு (ப. 93).

மனித உடலில் இருப்பதிலேயே பெரிய செல் பெண்ணின் சினை முட்டை அது 1/180 அங்குலம் விட்டமுடையது. இருப்பதிலேயே மிகவும் சின்னது ஆணின் விந்து. 1,75,000 விந்துகள் சேர்ந்தால் ஒரு சினை முட்டையின் எடைக்குச் சமமாக இருக்கும் (ப. 124).

ஆணுக்குப் பெண்ணைவிட அதிக ரத்தம். ஆணுக்கு 1.5 காலன். பெண்ணுக்கு 0.875 காலன் ஆண்களின் ரத்தத்தில் சிவப்பணுக்கள் அதிகம். (ப. 128).

நம் தோலில் ஒவ்வொரு சதுர அங்குலத்திலும் 190 லட்-சம் செல்களும் 60 முடிகளும் 90 எண்ணெய்ச் சுரப்பி களும் 19 அடி நீள ரத்தக் குழாய்களும் 625 வியர்வைச் சுரப்பிகளும் 19000 உணர்செல்களும் (Sensory cells) இருக்கின்றன (ப. 354).

மூளை, பிற உடல் உறுப்புகளைப் பாடநூல் போல இதற்-குமேல் எளிமையாகக் கூறமுடியாது என்னும் நிலையில் நூலாசிரியர் வெ.இறையன்பு விளக்கியுள்ளார். மேலும் இந்த மூளை செய்யும் அற்புதமான பணிகளையும் ஆபத்தான பணிகளையும் சமுதாய அக்கறையுடன் நகைச்சுவையுடனும் அங்கத நிலையிலும் மனதில் பதியும் வகையில் விரிவாக விளக்கிச் செல்கின்றார்.

மூளை அற்புதமான உறுப்பு. நாம் தூங்கி எழுந்ததும் பணிபுரியத் தொடங்கும் அது அலுவலகம் செல்லும் வரை தொடர்ந்து உழைக்கிறது. அலுவலகம் சென்றதும் பணியை நிறுத்தி விடுகிறது (ப. 25).

ராபர்ட் ப்ராஸ்ட் என்னும் அறிஞர் கூற்றை நூலாசிரியர் குறிப்பிடுகின்றார். நாடு, இனம், மொழி என வேறுபட்டாலும் மக்கள் மானுட இனத்தவரே. அலுவலகம் மட்டும் இல்லா-மல் எல்லாப் பணி களிலும் மூளையின் தந்திரத்தைப் பார்க்-கலாம். மதத்திற்காக அடித்துக் கொள்வார்கள். ஆனால் மதங்களுக்காக விடப்படும் விடுமுறையைச் சுகமாக அனுப-

விப்பார்கள்!

வயல், கொல்லை வேலைக்குச் செல்லும் கூலி ஆட்கள் நேர் வழியில்தான் செல்வார்கள். அதாவது, வேலை செய்யும் இடத்திற்குச் செல்ல வரப்பு, சிறு உழங்கை இருந்தாலும் அந்த வழியில் போக மாட்டார்கள். சுற்றிப் போகும் சாலையில்தான் போவார்கள். அன்ன நடைதான். வீட்டுக்கு வரும் போது குறுக்காக வந்து மற்றவர் பயிர்களை எல்லாம் மிதித்து நாசம் செய்வார்கள். கிழவிகள் எல்லோரும் குமரிகள் ஆகிவிடுவார்கள். நடையில் அவ்வளவு வேகம் இருக்கும். கூத்துக்காரன் கிழக்கே பார்ப்பான்; கூலிக்காரன் மேற்கே பார்ப்பான் என்று சொலவச் சொல்கூட. இருக்கிறது. மூளை தனக்கென்றால் அழுத்தி உழும்; மற்றவர்களுக்கு வலத்து மாட்டைத் தட்டிவிட்டு உழும். வாய்ப்புக் கிடைத்தால் முந்தைய காலனி ஆதிக்கம் போலவும் இன்றைய உலகமயம் போலவும் தன்னைச் சுற்றியுள்ளவர்கள் நிலங்களையும் சேர்த்து உழுதுவிடும்.

நியாயம், நேர்மை என்பவை ஒருபக்கம் இருந்தாலும் ஒரு செயல் ஒரு கூட்டத்தாருக்கு நன்மையைச் செய்யும்; இன்னொரு கூட்டத்தாருக்குத் தீமையைச் செய்யும். எந்த நிலையில் பார்த்தாலும் நூலாசிரியர் குறிப்பதுபோல மூளை என்பது அள்ள அள்ளக் குறையாத அட்சய பாத்திரம் (ப. 3) என்பதில் ஐயமில்லை.

பொதுவாக மக்களுக்குச் சிந்திக்கும் ஆற்றல் கொஞ்சம் கூடுதலாகவும் குறைவாகவும் இருக்கலாம். கிடைக்கும் வாய்ப்பைப் பயன்படுத்தி மூளைக்கு வேலை கொடுத்து, சமுதாயத்தில் ஏற்ற இறக்கங் களை உருவாக்கி விட்டார்கள். பெரும்பான்மையான மக்களுக்குக் கல்வி மறுக்கப்பட்டதற்குக் காரணம் மலைக்கும் மடுவுக்குமான வேறுபாட்டை உருவாக்கத் தான்.

உலகமே மாயம்; வாழ்வே மாயம்; வீடுபேறு அடைவதே நிலையானது என்று கருத்துமுதல்வாதம் பேசிய மடங்களிடமும் மதங்களிடமும்தான் இந்தியாவின் பேரளவு நிலங்கள் உரிமையாக உள்ளன.

கிராமப்புறங்களில் ஊருக்கும் ஒன்று, இரண்டு பேரைக் கண்டால் பெரும்பாலான மக்கள் பயப்படு வார்கள். அவர்கள் விழுதாகவும் தெரிவார்கள்; பாம்பாகவும் தெரிவார்கள். அப்படிப்பட்டவர்களை அவருக்கு இராஜாஜி மூளை என்பார்கள்.

1952ஆம் ஆண்டு ஒன்றிணைந்த சென்னை மாகாணச் சட்டசபைப் பொதுத் தேர்தலில் இராஜாஜி போட்டியிட-வில்லை. காங்கிரசுக்குப் பெரும் பான்மையும் கிடைக்க-வில்லை. பொதுவுடைமைக் கட்சி ஆட்சிக்கு வந்து விடக்-கூடாது என்றொரு பயமும் இருந்தது. பொதுவுடைமைக் கட்சியுடன் கூட்டு சேர்ந்து வெற்றி பெற்ற பிறகட்சிச் சட்-டமன்ற உறுப்பினர்களைத் தங்கள் பக்கம் இழுத்து, கூட்டு சேர்த்து, அதாவது கூட்டணி அமைத்துக் காங்கிரஸ் கட்சி ஆட்சிக்கு வந்தது. இராஜாஜி சென்னை மாகாண முதல-மைச்சர் ஆனார்.

இப்போது கொள்கைக் கூட்டணி - கொள்கை இல்லாக் கூட்டணி என்றெல்லாம் பேசுவதற்கும் ஒரு கூட்டணியை உடைக்கலாம் என்பதற்கும் வாய்ப்பாக அமைந்த கூட்டணி-யின் தொடக்கம் 1952ஆம் ஆண்டுத் தேர்தல்தான்.

குரங்குகளின் தாவலைக் குறிப்பிடும் நூலாசிரியர், எங்குத் தாவுகிறோம் என்பதைவிட, எதற்காகத் தாவுகிறோம் என்ப-தில் குறிப்பாக இருப்பவர்கள் மனிதர்கள் மட்டுமே (ப. 51) எனக் கூறுவது நகைச் சுவையா? அங்கதமா? இரண்டுமா?

இப்படி மூளையை மூலதனமாகக் கொண்டு இயங்கும் சமுதாயத்தை நூலாசிரியர் வெ.இறையன்பு படிப்பறிவு, பட்ட-றிவுடன் விளக்குகின்றார். மூளைக்குள் சுற்றுலா மூளையின் சுற்று வேலைகளையும் கணிசமாகப் பதிவு செய்துள்ளது.

மூளையின் எடை

மூளையின் எடை, வடிவம் போன்றவை உயிரினங்க-ளுக்குள் மாறுபட்டிருக்கும்; மனிதர் களுக்கு மூளை பெரி-தாக இருந்தால் அறிவாளி என்று கூறமுடியாது போன்ற செய்திகளை நூலாசிரியர் பல இடங்களில் குறிப்பிடுகின்றார். உலகின் தலைசிறந்த விஞ்ஞானிகளில் ஒருவரான ஐன்ஸ்-

டின் மூளை மிகவும் சிறியது என்னும் கருத்து மூளைக்குள் சுற்றுலாவில் பதிவாகியுள்ளது. (ப. 108).

மூளையை அதிகமாகப் பயன்படுத்தியதால் இவ்வாறு அவருக்குச் சிறுத்துப் போய் இருக்குமோ? உலக மக்களின் மூளைகளின் விலை பற்றிய ஒரு கதை கூட இருக்கிறது.

வெளிநாட்டில் மூளை விற்கும் கடையில் ஒவ்வொரு நாட்டு மக்களின் மூளையும் கண்ணாடிக்குள் வைத்து விலை ஒட்டப்பட்டிருந்த தாம். இந்திய நாட்டு மூளைக்குத்தான் அதிக விலை குறிக்கப்பட்டிருந்ததாம். காரணம் கேட்டபோது கடைக்காரர் அதிகம் பயன்படுத்தாத மூளை என்றாராம்.

கடைக்காரரின் கருத்து வன்மையாகக் கண்டிக்கத் தக்க- துபோல இருக்கிறது. பயன்படுத்தப்பட்ட மூளைதான்; முறை- யாகப் பயன்படுத்தவில்லை என்று வேண்டுமானால் சொல்- லலாம். புராணங் களிலும் இதிகாசங்களிலும் கற்பனையாகக் கூறப் பட்டவை எல்லாம் உண்மை என்று நம்பியதால் நம்- மவர்கள் மூளையை அதிகம் பயன்படுத்த வில்லை.

விமானம், ஏவுகணை போன்ற எதைக் கூறினாலும் புராண இதிகாசங்களைத் துணைக்கு அழைத்துக் கொள்கி- றார்கள். அண்மைக் காலத்தில் மயில் இணை சேராமலே முட்டை இடுதல் முதல் பலவற்றுக்கு விளக்கம் கூறுகிறார்- கள். கப்பல் வாணிபத்திற்கு நம்மிடையே இலக்கிய, கல்- வெட்டுச் சான்றுகள் நிறைய உள்ளன. சொர்க்கம், நரகம் போன்ற இடங்களுக்கு எல்லாம் நமது விமானம் சென்றது எல்லாம் புராணத்தில்தான் இருக்கிறது. நாட்டின் பாதுகாப்- பிற்கு அந்நிய நாடுகளில் பார்த்துப் பார்த்து வாங்குகிறார்கள். ஒவ்வொரு ஆட்சியிலும் போர்த்தளவாட ஊழல் பேசப்படு- வது ஒருபக்கம்.

நம்முடைய தொழில் நுட்பங்களை எல்லாம் அந்நியர் திருடிச்சென்று விட்டார்கள் என்ற கருத்தும் பேசப்படுகின்- றது. மானுடம் வளர்ந்து செயல்படத் தொடங்கிய பிறகு மூளையின் பங்கே எல்லா வற்றுக்கும் முதன்மையாக இருக்- கின்றது. அதிகார வர்க்கம் கூறுவதால் எல்லாவற்றையும் நம்பி விட வேண்டும் என்பதில்லை. ஆனால் உண்மையை

உரத்துக் கூறிய சாக்ரடீஸ், கலிலியோ எனப் பலரின் மூளைகள் பெற்ற பரிசுகளை வரலாறு குறித்து வைத்துத்-தான் இருக்கிறது.

தமிழர் மூளை

நூலாசிரியர் வெ.இறையன்பு தமிழர் மூளை, மற்றவர்கள் மூளை என்று தனியாக விளக்கவில்லை; தேவையும் இல்லை. மூளையைச் செலவழித்துச் செய்யும் செயல்கள் அவை நல்லவை, கெட்டவையாக இருந்தாலும் உலகப் பொதுமையைப் பார்க்கலாம்.

சூது - வாது, நியாயம் - நேர்மை, நேர்மை - பரிவு போன்றவை எல்லாம் மக்களுக்கு மூளையின் எடை காரண-மில்லை. வாழும் சூழல்தான் என நூலாசிரியர் பல இடங்-களில் குறிப்பிடுகின்றார். உலகப் புகழ் பெற்ற விஞ்ஞானி ஐன்ஸ்டீன் சுவரில் எலி போக ஒரு சிறு ஓட்டையும், பூனை போக ஒரு பெரும் ஓட்டையும் போடச் சொன்னாராம். 'ஐயா, ஒரு பெரும் ஓட்டையிலேயே இரண்டும் ஓடலாமே' என்றாராம் உதவியாளர்.

அதனதன் மூளைக்கு ஏற்ப உயிரினங்களில் நரி, நாய், பல்லித் தந்திரங்கள் எல்லாம் உள்ளன. அவை மக்களுக்கும் உவமையாகவோ ஆகுபெயராகவோ பயன்படுத்தப்படு-கின்றன.

உருவத்திற்கும் குரலுக்கும் கூட மூளையோடு தொடர்-பில்லை என்பதை நூலாசிரியர் குறிப்பிடு கின்றார். கம்பீர-மான குரல், ஆற்றொழுக்கான நடை, தெளிவு; வானொலிப் பெட்டிக்கு வெளியே வந்து பெரிய உருவத்துடன் பேசுவது போல மனக்கண் பார்க்கும்; கேட்கும். ஆனால் ஒரு புத்தக அட்டையின் பின்பக்கம் பார்க்கும்போது 25 வயதுள்ள ஓர் இளைஞராகக் காட்சி அளிக்கிறார். வேறு யாரும் அல்லர். நூலாசிரியர் குறிப்பிடும் அவர் நண்பர் சுந்தர ஆவுடையப்-பன் (ப. 136).

உலக மொழிகள் பலவற்றில் தொன்மையான இலக்கிய, இலக்கணங்கள் இருக்கின்றன. அவை அக்காலச் சமுதாயச் சூழல் அடிப்படையில் எழுதப் பட்டவை. கிரேக்கம், இலத்-

தீன், சமஸ்கிருதம் போன்ற மொழிகளில் புராண, இதிகாசங்-கள் நிறையத் தோன்றியுள்ளன.

பழந்தமிழ் இலக்கியங்கள் இயற்கையோடு இயைந்து வாழ்ந்த பழந்தமிழர் வாழ்க்கையை விளக்குகின்றன. அவை புராண, இதிகாசங்கள் விளக்குவதைப் போன்று கற்பிதங்கள் நிறைந்தவை அல்ல. தமிழகத்தில் கிடைக்கும் தொல்பொருள் ஆய்வுகள் - குறிப்பாகச் சிவகங்கை மாவட்டத்தில் கீழடியில் கிடைத்துள்ள தொல்பொருள்கள் பழந் தமிழரின் இயல்பான வாழ்க்கையை வெளிப்படுத்து கின்றன.

தற்காலச் சூழலில் அறிவு தொடர்பான நம் மூளையைப் பற்றிச் சொன்னால் சிக்கல் வந்து விடும். ஆனால், நம் முன்னோரின் முற்போக்குச் சிந்தனை மிக்க மூளையைப் பற்றிக் குறிப்பிடலாம். உலகில் பெரும்பாலான மதங்கள் உலகம் இறைவனின் படைப்பு என்று கூற, நம் ஆதித்தமிழர் ஒல்காப் பெரும் புகழ் தொல்காப்பியர்,

நிலம் தீ நீர் வளி விசும்போடு ஐந்தும்
கலந்த மயக்கம் உலகம்... (தொல். பெருள். 639)

என்று இன்றைய அறிவியல் கூறும் கருத்தை மூவாயிரம் ஆண்டுகளுக்கு முன்பே கூறியுள்ளார்.

நில அடிப்படையில் ஐவகையாகப் பகுத்து விளக்கும் முறையும் வேறு எந்த மொழியிலும் இல்லை என அறி-ஞர்கள் குறிப்பிடுகின்றார்கள். இலக்கியம் மட்டும் அல்லாமல் இலக்கணமும் இயற்கையோடு இயைந்த நிலையிலேயே உள்ளது. இதனை ஒரு மேலை நாட்டுப் பன்மொழி அறிஞர் கூறும்போது நம் முன்னோர் மூளைக்கு நாம் பெரும் மதிப்புக் கொடுக்கலாம்.

குறிப்பாகப் பால்பாகுபாட்டை விளக்கும் பெரும்பாலான உலக மொழிகளில் ஆண்பால் பெண்பாலாகவும் ஒன்றன் பாலாகவும், பெண்பால் ஆண்பாலாகவும் ஒன்றன்பாலாகவும் மாறிமாறி இயற்கைக்கு முரணாகக் கூறப்பட்டுள்ளன. திரா-விட மொழியியலின் தந்தை எனப் போற்றப்படும் இராபர்ட் கால்டுவெல் தமிழ் மற்றுமுள்ள திராவிட மொழிகளின் பால்-பாகுபாடு பகுத்தறிவுடன் கூடிய முற்போக்குச் சிந்தனையை

எடுத்தியம்புவதாகத் திராவிட மொழிகளின் ஒப்பிலக்கணம் என்னும் நூலில் கூறுகின்றார்.

The Peculiar Dravidian law of gender which has now been would appear to be a result of Progressive intellectual and grammatical cultivation... (p. 222).

உலகம் போற்றும் ஆங்கிலத்திலும் இயல்பான பால்பா-குபாடு இல்லை; எழுத்துக்கு ஏற்ற உச்சரிப்பும் இல்லை. ஆங்கிலம் பேசினால்தான் அறிவாளி (ப. 541) என்று நினைக்கும் தமிழர்கள் அறிந்தது கொள்ளவே விளக்கம் கொடுக்கப்படுகின்றது.

குழந்தைகள்

நூலாசிரியர் வெ.இறையன்பு எந்த உயிரினத் தையும் விட்டு வைக்கவில்லை. குறிப்பாகக் குழந்தைகளின் மனநி-லையை விளக்கும்போது பிள்ளைகள், பேரப் பிள்ளைகளின் செயல்பாடுகள் எல்லாம் நினைவுக்கு வருகின்றன.

சில வீடுகளில் ஆண்குழந்தை ஒன்றும் பெண் குழந்தை ஒன்றும் இருப்பார்கள். பெண் குழந்தை ஒரு பொருளைக் கூடத் தொலைக்காமல் பத்திரமாக வைத்திருக்கும். ஆண் குழந்தையோ கண்டபடி பொருட்களைப் பரப்பி வைப்பதை-யும் அடிக்கடி பொருட்களைக் காணவில்லை என்று வீட்-டையே இரண்டாக்குவதையும் பார்க்கலாம். மகளை வளர்க்-கும்போது சிறிதும் சிரமப்படவில்லை என்று பெற்றோர்கள் அங்கலாய்ப்பதையும் காண நேரிடலாம். (ப. 112).

ஆணுக்கும் பெண்ணுக்கும் சமுதாய நிலையில் வேறுபாடு பார்க்கத் தேவை இல்லை என்றாலும் உடல் அடிப்படையில் வேறுபாடு இருப்பதைப் போன்று மூளை அடிப்படையிலும் வேறுபாடு உள்ளது என்பதை, இவை எல்லாம் மூளையோடு தொடர்புடையவை என்பதைப் புரிந்துகொள்ள வேண்டும். (ப. 112) என்று நூலாசிரியர் தெளிவாகக் கூறுகிறார்.

ஆணாதிக்கம் எனப் பெருஞ் செய்தியாகவும் பெண்-ணாதிக்கம் எனக் குறுஞ்செய்தியாகவும் பேசப் படுகின்றன. ஆணாதிக்கத்தால் பெண் குழந்தை, பெண்களின் செயல்பா-

டுகள் பாதிக்கப்பட்டாலும் இயல்பாகவே தாய்மையின் ஊற்று அவர்களிடம் பொங்கிக் கொண்டிருக்கும்.

ஒரே பள்ளிக் கூடத்தில் படித்து விட்டுச் சகோதர சகோ-தரிகள் வீடு திரும்புவார்கள். பையன்கள் புத்தக மூட்டை-யைத் தூக்கிப் போடுவார்கள். காலை உதறும்போது கால-ணிகள் ஒவ்வொரு பக்கமாகப் பறக்கும். உடைகளும் கழற்றி வீசப்படும்.

பெண் பிள்ளைகள் எல்லாவற்றையும் ஒழுங்காக வைப்-பார்கள். 'அது அத அந்த எடத்துல வைக்கணும்ன்னு அம்மா தினந்தினம் சொல்லுறாங் கன்னா? கொஞ்சம் கூட அறிவே இல்லையா?' என்று திட்டுவார்கள். சகோதரர்கள் வீசியவற்றை எல்லாம் ஒழுங்குபடுத்துவார்கள்.

வாசல் முழுவதும் சீவுகள் கொட்ட, பெண் குழந்தைகள் கூட்டிப் பெருக்குவதைக் காணக் கண்கள் கோடி வேண்டும். நூலாசிரியர் வெ.இறையன்பு ஆண், பெண் குழந்தைகளின் இயல்பைக் குறிப்பதைப் போன்று ஆண், பெண் குரங்குக் குட்டிகளுக்குச் செய்யப்பட்ட சோதனையையும் குறிப்பிடு-கின்றார் (பக். 112-114). நூலாசிரியரின் நுட்பமான நோக்கு நன்கு வெளிப்படுகின்றது.

இன்றைய வாழ்க்கைச் சூழலில் கல்வி ஒன்றையே முதன்மையாகக் கருதிப் பெற்றோர்களும் கல்வி நிறுவனங்க-ளும் குழந்தைகளின் உடல் நலத்தைக் கெடுத்து விடுவதை-யும் நூலாசிரியர் பதிவு செய்துள்ளார். (பக். 219-222).

அழித்தொழிப்பு

இடையன் கெடுத்தது பாதி; மடையன் கெடுத்தது பாதி என்றொரு சொலவச் சொல் இருக்கிறது. இடையன் என்-பதற்கு இடையில் வந்து ஆண்ட அந்நியர்களைச் சொல்-லலாம். மடையன் என்பது யாரைக் குறிக்கும்? நூலாசிரியர் கூற்று வழியே உய்த்துணர்ந்து கொள்வோம்.

இந்த உலகத்தில் பூச்சிகள் இல்லாத நிலையை நினைத்-துப் பார்க்க முடியாது. இன்று நாம் பயன்படுத்துகிற காய்க-றிகளும் பழங்களும் பெரும்பாலும் அயல் மகரந்தச் சேர்க்-கையால் உருவாகின்றன. தேனீக்கள் இப்போது மனிதர்கள்

பயன்படுத்தும் பூச்சிக் கொல்லி மருந்துகளால் அழிந்து வரு-
கின்றன. அதிக அளவிற்கு வனங்களும் விவசாய நிலங்-
களும் அழிக்கப்படுவதால், பயனுள்ள பூச்சிகளாகிய தேனீ,
குளவி போன்றவை நாசமடைகின்றன. இப்படியே போனால்
எதிர் காலத் தலைமுறைக்கு இரட்டைக் கிளவியும் தெரி-
யாது; கொட்டும் குளவியும் தெரியாது. (பக். 33-34)

நூலாசிரியர் சுருக்கமாகச் சொல்லி விட்டார். இதற்குள்
பொதிந்து கிடக்கும் கருத்துக்களைச் சொன்னால் சொல்லி
மாளாது. எழுதினால் எழுதி மாளாது. சிவனே என்று சாகு-
படி செய்து கொண் டிருந்த விவசாயப் பெருங்குடி மக்க-
ளிடம் பசுமைப் புரட்சியைக் கொண்டுவந்து அது நிலத்-
தையும் இயற்கையையும் சீரழித்து விட்டது என்பதை விடச்
சாகடித்து விட்டது. உடல் உழைப்பு, நடைப்பயிற்சி இல்-
லாமல் வரும் நோய்கள் ஒருபக்கம் இருந்தாலும் இரசாயன
உரம், பூச்சிக் கொல்லி, களைக் கொல்லிப் பயன்பாட்டால்
விளைந்தவற்றை உண்பதாலேயே குணப்படுத்த முடியாத பல
நோய்கள் ஊனுடம்பாகிய ஆலயத் துக்குள் குடியிருக்-
கின்றன.

இவற்றை நேரடியாகக் குடித்தாலும் காதில் ஊற்றிக்
கொண்டாலும் உடனே ஆளைக் கொல்லும். உணவுப்
பொருள்கள் வழியாகவும் காற்றின் வழியாகவும் உடம்புக்குள்
சென்று சர்க்கரை, மாரடைப்பு, புற்றுநோய், மூட்டு வலி,
சிறுநீரகப் பாதிப்பு என இன்னும் பல நோய்களை உருவாக்-
கிக் கொஞ்சம் கொஞ்சமாக ஆளைக் கொல்லும். குடும்பங்-
கள் - குறிப்பாக விவசாயக் குடும்பங்கள் சாகுபடி செய்து
அழிந்தமை போல மருத்துவச் செலவாலேயே பல குடும்பங்-
கள் ஓட்டாண்டி ஆகிவிட்டன.

மூளை வளர்ச்சியால் அறிவு வளர்ந்தது. அறிவு வளர்ச்-
சியால் அறிவியல் வளர்ந்தது. அது படுத்தும் பாட்டில் எல்-
லாமே தலைகீழாக மாறுகின்றன. ஓசோன் படலத்திலேயே
ஓட்டை போடும் அளவிற்கு மூளை வளர்ச்சி; சுற்றுச் சூழல்
உலக அளவில் சீர்கெட்டுள்ளது. எப்போதாவது வெள்ளம்;
ஆனால் எப்போதுமே வறட்சி; அதனால் தண்ணீர்த் தட்டுப்-

பாடு.

தாவரங்கள், உயிரினங்கள் எல்லாம் அழிவின் விளிம்பில் இருக்கின்றன. போதாக் குறைக்கு நூலாசிரியர் குறிப்பிடு-வதைப் போலப் பூச்சிக் கொல்லி மருந்துகளால் மண்புழு, கறையான், எறும்பு, வண்டு, தட்டான் போன்ற சிற்றினங்க-ளும் பறவைகளும் காட்டு விலங்குகளும் அழிந்து விட்டன.

இவற்றை எல்லாம் விட நம் முன்னோர்கள் - குறிப்பாகப் புலவர்கள் மலை போல நம்பிப் பாடிய கருத்துகள் எல்லாம் இப்போது மலைகள் பாளம் பாளமாகவும் சுக்கு நூறாகவும் சிதைவது போலச் சிதைந்து விட்டன. சொல்வதற்கு என்ன வெட்கம்; புலவர் பெருமக்கள் கூறிய கருத்துகள் பொய்த்து விட்டன!

சாதிக்கு ஒரு நீதி கூறியோரின் கருத்துகள் கால வளர்ச்-சியில் பொய்த்துத்தான் போகும்; ஆனால் தமிழ்ப் புலவர் பெருமக்கள் கூறிய கருத்துகள் அப்படிப்பட்டவை அல்ல. எறும்பு முதல் எண்ணாயிரம் கோடி உயிர்களும் வாழ்வதற்-கான கருத்தைக் கூறியுள்ளார்கள்.

பூமியில் மரம், மட்டைகளுடன் அவ்வளவு செழிப்பு இருந்தால் வானமே பொய்த்தாலும் தான் பொய்யாதது காவிரி என்பதை, வான் பொய்ப்பினும் தான் பொய்யா, மலைத்தலைய கடற் காவிரி (பட். 5-6) எனக் கடியலூர் உருத்திரங்கண்ணனார் எவ்வளவு நம்பிக்கையோடு பாடுகின்-றார்.

மழை குறைந்தது ஒரு பக்கம் இருந்தாலும் எதற்கும் கட்-டுப்படாத கர்நாடகத்தாலும் மாற்றாந் தாய்ப் பிள்ளையாக நினைக்கும் மத்திய அரசு களாலும் காவிரியைக் கடக்க இனி ஓடம் தேவை யில்லை; ஒட்டகம் இருந்தால் போதும் என அவலம் பாடும் நிலைக்குக் காவிரி ஆளாகிவிட்டது.

முதல் கோணினால் முற்றிலும் கோணும் என்பது போல இளங்கோவடிகளின் கருத்தும் பொய்த்துப்போய் விட்டது. முல்லையும் குறிஞ்சியும் முறைமையின் திரிந்து... பாலை என்பதோர் படிவம் கொள்ளும்... (சிலப். 11: 64-65). அடி-களாரின் கருத்துப்படியும் பழந்தமிழக நெடுங்கால முறைப்ப-

டியும் குறிஞ்சி எனப்படும் மலையும் மலை சார்ந்த பகுதியும் முல்லையாகிய காடும் காடு சார்ந்த பகுதியும் மட்டுமே வறட்சியால் தற்காலிகமாகப் பாலை நிலமாகும். ஆனால் தற்போது வயலும் வயல் சார்ந்த மருத நிலமும் பாலை ஆகிவிட்டது. மனித மூளையின் உச்சக் கட்ட அறிவு வளர்ச்சியாகிய தொழிற்புரட்சி, பசுமைப் புரட்சி போன்றவற்றின் சாதனை தான் இவ்வகைச் சீர்கேடுகள்.

'இவற்றை எல்லாம் செய்யாவிட்டால் வளர்ச்சி எவ்வாறு வரும்?' என்னும் வினா எழலாம். பல்லாயிரம் கோடி உயிர்களை அழித்துச் சிலர் மட்டும் வாழ்வது வளர்ச்சி அன்று. பயன் படுத்தித் தூக்கி எறியப்படும் நெகிழி அன்று பூமி. பூமி ஒரு கற்பகத்தரு, காமதேனு, அமுதசுரபி, எண்ணெய்க்குடம், கண்ணாடிப் பாத்திரம், நாம் பயன்படுத்திய பிறகு வரும் தலைமுறைகளிடம் பத்திரமாகக் கொடுக்கவேண்டும்.

வருமுன்னர்க் காவாதான் வாழ்க்கை எரிமுன்னர்
வைத்தூறு போலக் கெடும் (திரு. 435)

வள்ளுவப் பெருந்தகையின் இந்த எச்சரிக்கை தனிமனித வாழ்க்கைக்கு மட்டுமன்று. ஊர், நாடு, உலகம் என எல்லாவற்றுக்கும்தான்.

இருப்பதை விட்டுப் பறப்பதைப் பிடிக்க அலைவதால் தாய்மொழிக் கல்வி இல்லை; சுற்றுச் சூழல் சீர்கேட்டால் பெரும்பாலான உயிரினங்கள் அழிந்து கொண்டிருக்கின்றன. யானைகளும் புலிகளும் முதலைகளும் காட்டெருமைகளுமே தீனிக்கும் தண்ணீருக்கும் இந்தப்பாடு படுகின்றன. ஊருக்குள் படை எடுக்கின்றன. சிற்றுயிரினங்களைப் பற்றிச் சொல்லவே வேண்டியதில்லை.

அறிவு – நுண்ணறிவு

மூளை, நரம்பு மண்டலம் என்னும் அடிப் படையான பகுதிகளை விளக்கிப் பிறகு நூலாசிரியர் அறிவு சார்ந்த எந்தப் பகுதியையும் விட்டு வைக்க வில்லை. நம் உடலைப் பேண நாம்தான் உண்ண வேண்டும்; நாம்தான் உடற்பயிற்சி செய்ய வேண்டும். அறிவைப் பெருக்கிக் கொள்ள நாம்தான் படிக்க வேண்டும்; பிறர் பேசுவதைக் கேட்கவேண்டும்; கண்–

ணில் படுகின்றவற்றைப் பார்க்க வேண்டும்.

பணி நிமித்தமாகச் சென்ற இடங்களில் கண்டவை, நண்பர்கள் வழி அறிந்தவை, புத்தகங் களில் படித்தவை, திரைப்படம், தொலைக் காட்சியில் பார்த்தவை என அனைத்து வகையிலும் அறிந்தவை எல்லாம் நூல்முழுவதும் அரும்பாகவும் மொட்டாகவும் மலராகவும் பிஞ்சாகவும் காயாகவும் கனியாகவும் கண்ணில் படுகின்றன.

அறிவும் நுண்ணறிவும் நெருங்கிய தொடர்பு உடையவையாக இருந்தாலும் நுட்பமான வேறு பாடுடையவை என்பது பின்வருமாறு விளக்கப் பட்டுள்ளது.

அறிவு வேறு, நுண்ணறிவு வேறு. ஒன்றைப் பற்றிய செய்தியை ஒருவர் தெரிந்து வைத்திருந்தால் அது அறிவு; அதை வாழ்க்கையோடு தொடர்பு படுத்திப் பார்ப்பது நுண்ணறிவு. அதற்குப் புரிதலும் செயல்படுத்தும் தன்மையும் அவசியம். ஜே.கிருஷ்ணமூர்த்தி குறிப்பிடுவதைப் போல அறிவு கடந்த காலத்துக்கச் சொந்தமானது. நுண்ணறிவு நிகழ்காலத்துடையது (ப. 184).

மழை பெய்ய அறிகுறியாக மேகம் கருத்திருக்கும்; கார் இறங்கி இருக்கும்; மின்னலும் இடியும் வெளிப்படும். இவ்வகைச் சூழலில் மழை பெய்யப்போகிறது என்பதை எல்லோரும் அறிந்திருப் பார்கள். ஆனால் அனுபவமுள்ள தாத்தாக்களுக்கு மட்டும் விரைவில் மழை பெய்யப்போவது சில நாட்களுக்கு முன்பே தெரிந்துவிடும். உடலில் ஏற்படும் மாற்றத்தை அறிந்து நுண்ணறிவால் கூறுவார்கள். இயல்பாக உள்ள உடம்பில் வியர்த்துக் கொட்டாது; ஆனால், கசகசப்பாக இருக்கும். எல்லோருக்கும் இப்படி இருந்தாலும் எல்லோராலும் சொல்லிவிட முடியாது. இந்த நுண்ணறிவுக்குக் கூடப் பட்டறிவு ஒரு காரணமாக இருக்கலாம்.

வாய்ப்புக்கு ஏற்ப வளர்ச்சி

மூளைவழிச் சிந்திப்பதில் உயர்வு, தாழ்வு கிடையாது, சூழல்தான் வாழ்க்கையை மேலும் கீழுமாக மாற்றி விடுகிறது.

முதல் தலைமுறை அரும்பாடுபட்டு முன்னேறி யதும் அடுத்த தலைமுறைக்கு மிகச் சிறந்த கல்வியையும் பழக்க

வழக்கங்களையும் கற்றுத் தருகிற சூழலை உருவாக்கி விட்டால், அந்தத் தலைமுறையைச் சார்ந்தவர்கள் நான்குகால் பாய்ச்சலில் முன்னேறுவதையும் அவர்களுடைய ஒட்டுமொத்தத் தோற்றமும் மூன்று தலை முறைக்கு முன்பு இருந்ததற்குச் சம்பந்தமே இல்லாமல் இருப்பதையும் காண முடிகிறது. (ப. 189).

நூலாசிரியர் வெ.இறையன்பு கூறுவது அப் பட்டமான உண்மை. கல்வியைப் பெருவாரியான மக்களுக்குக் காட்டாமல் ஒளித்து வைத்து அனுபவித்தவர்கள் இன்றைய சூழலைப் பார்த்து மிரண்டுபோய் இருக்கிறார்கள்.

குறிப்பாகக் கு.காமராசர் முதலமைச்சர் ஆனபிறகு பட்டிதொட்டி எங்கும் பள்ளிக்கூடங்களை நிறுவினார். பிள்ளையைப் படிக்க வைத்தால் நிலத்தில் புல் மண்டிப் போய்விடும் என்று எண்ணி யவர்கள் எல்லோரும் பிள்ளைகளைப் படிக்க வைத்தார்கள். படித்தவர்கள் பள்ளி ஆசிரியர் களாகவும் அலுவலக ஊழியர்களாகவும் ஆனார்கள். அவர்கள் பிள்ளைகள் பலர் பேராசிரியர், மருத்துவர், பொறியியலாளர், வழக்குரைஞர், மாவட்ட ஆட்சியர் எனப் பல்வேறு நிலையில் உள்ளனர். நூலாசிரியர் களின் கருத்தைப் படித்தபோது கல்வியால் ஏற்பட்டு உள்ள மாற்றங்கள் எல்லாம் நினைவுக்கு வருகின்றன.

மூளை, வாழ்வியல் தொடர்பான எந்தச் செய்தியையும் நூலாசிரியர் விட்டு வைக்கவில்லை. உணவு கொள்ளாமல் புத்தர் செய்த தியானம்

(ப. 244). வயோதிகர்களின் பிரச்சினை, அவர்களின் சாதனை (பக். 255-258), போதைப் பழக்கத்தின் விளைவு (ப. 271) என எல்லாவற்றையும் தொட்டுக் காட்டுகிறார்.

வெள்ளம், சுனாமி, கடும் வறட்சி, பஞ்சம் போன்றவற்றால் பாதிக்கப்பட்டவர்களும் நெருங்கிய சொந்தங்களை இழந்தவர்களும் சொத்துக்களைப் பறிகொடுத்தவர்களும் திடீரென வியாபாரம் நொடித்தவர்களும் எக்கச்சக்க எதிர்பார்ப்புக்குப் பிறகு தோல்வி யடைந்தவர்களும் பாதிக்கப்படுவதற்கு வாய்ப்புகள் அதிகம். (ப. 469)

போரால் பாதிக்கப்பட்டு அகதிகளாக அல்லற் பட்டு வாழ்வோரையும் இந்தப் பட்டியலில் சேர்த்துக் கொள்ளலாம். உலக நாடுகள் மக்களின் வாழ் வாதாரத்திற்கு ஒதுக்கும் நிதியைவிட எப்போதோ வரும்- வராமலே போகும் போருக்-காக, உள்நாட்டுப் பாதுகாப்பு என்று ஒதுக்கும் நிதியே அதி-கமாக உள்ளது.

சித்தர்களும் யோகிகளும்
சிந்தனையில் ஞானிகளும்
புத்தரோடு ஏசுவும்
உத்தமர் காந்தியும்
எத்தனை உண்மைகளை
எழுதி எழுதி வச்சாங்க
எல்லாந்தான் படிச்சீங்க
என்ன பண்ணிக் கிழிச்சீங்க (பட். பாட. ப. 2).

பள்ளிப் படிப்பு அதிகம் இல்லாத ஆனால் புள்ளிக்கு உதவும் பட்டுக்கோட்டையாரின் பாடலடிகள் மறைந்த - வாழ்கின்ற ஒட்டுமொத்த மானுடத்தையே சவுக்கால் அடிப்-பதுபோல உள்ளன.

மூளைக்குள் சுற்றுலாவின் மூலை முடுக் கெல்லாம் மானுட நேயமே மண்டிக்கிடக்கின்றது. நூலாசிரியர் வெ.இறையன்புவை எவ்வளவு பாராட்டினாலும் தகும்.

மூளைக்குள் சுற்றுலாவை ஒரே மூச்சில் படித்தால் உன் மூளைக்குள் ஏறாது (ப.16). என்பதைக் குறிப்பாக உணர்த்-திய நூலாசிரியரின் நெறிமுறைப்படி படித்தபோது மூளையின் பாகங் களை விட அதன் செயல்பாடுகள் மலைக்க வைக் கின்றன. நாடு, மொழி, இனம் என வேறுபாடு இல்லாமல் எவ்வளவு ஒற்றுமை! எவ்வளவு வேற்றுமை!

மூளையின் ஆற்றலை அறியும்போது வியப்பாக இருக்-கிறது. அது செய்யும் தந்திரங்களை நினைக்கும் போது அற்பமாக எண்ணத் தோன்றுகின்றது. ஒரு சாண் வயிற்-றுக்குத்தான் இந்தப்பாடு என்று கிராமத்தில் பெரியவர்கள் கூறுவார்கள்.

ஒட்டு மொத்தமாக நூலைப் பார்க்கும்போது எல்லா உயி-ரினங்களும் வாழ்க்கைக்கு ஆதாரமாகவே மூளையைப் பயன்படுத்துகின்றன. மனிதன் சிந்திக்க ஆரம்பித்த காலத்தி-லிருந்து மூளை இருவழிச் சாலையை அமைத்துக் கொடுத்-துள்ளது. ஆத்திகம் - நாத்திகம்; கருத்துமுதல்வாதம் - பொருள்முதல் வாதம். அடிப்படையில் சுரண்டலும் சுரண்-டலுக்கு எதிர்ப்பும் என்னும் நிலையிலேயே இயங்கி இருப்-பதை அறிய முடிகின்றது.

பிறநாட்டு நல்லறிஞர் சாத்திரங்கள்
தமிழ் மொழியிற் பெயர்த்தல் வேண்டும்
(பாட. 1787)

ஒரு நாட்டின் முன்னேற்றத்திற்கு எவ்வளவு தீர்க்க தரி-சனமானது மகாகவியின் பார்வை! அறிவியல் வழி ஆராய்ச்சி எந்த அளவு இந்தியாவில் வளர்ந்துள்ளதோ தெரியவில்லை; வல்லுநர்கள் தான் சொல்ல வேண்டும். ஆனால் அறிவியல் பற்றிய புரிதல் உள்ளது. அறிவியல், இலக்கியம் போன்ற வற்றில் நோபல் பரிசு பெறும் அளவுக்கு இந்தியர்கள் வளரவேண்டும்.

மகாகவியின் கனவுக்கு மூளைக்குள் சுற்றுலா ஒரு நல்வ-ரவு. மருத்துவம், அறிவியல், மனவியல், பொருளியல், சமு-தாயவியல், நிர்வாகவியல், தத்துவவியல் என அனைத்துத் துறைகளைச் சார்ந்தோரும் பொதுவாக அனைவரும் படிக்க வேண்டிய நூல் மூளைக்குள் சுற்றுலா.

நூலாசிரியர் வெ. இறையன்பு பசிபிக் கடல் போன்ற மூளை தொடர்பான செய்திகளைத் திரட்டத் தெள்ளுப் பூச்-சியைப் போல் அல்லாமல் அதி நவீன கப்பலை - மூளை-யைப் பயன்படுத்தி இருப்பது நூலைப் படிக்கும்போது நன்கு தெரிகின்றது. நூலாசிரியர்க்கு மீண்டும் பாராட்டுகள். நூலா-சிரியரைச் சந்தித்தவர்கள் பார்த்துப் பாராட்டி இருப்பார்கள்; படித்துப் பார்த்துவிட்டுப் பாராட்ட வேண்டும்.

மூளையைப் பற்றி அறிந்துகொள்ளும் நூலாக மட்டுமல்-லாமல் ஆய்வு நெறியியல் முறைப்படி அமைந்திருப்பதைக் கலைச்சொல் விளக்கத்தில் காண முடிகிறது. (பக். 559 -

595).

பொதுவுடைமை, முற்போக்கு, பகுத்தறிவு தொடர்பான நூல்களை வெளியிடும் நியூ செஞ்சுரி புத்தக நிறுவனம் ஆர்வத்தோடு இந்நூலை வெளியிட்டுள்ளது. நம் முதுகு நமக்குத் தெரியாது என்பார்கள். நூலில் மூளை, நரம்பு மண்டலம், பிற பாகங்கள் வண்ணப் படங்களில் துல்லியமாக நம் கண்ணுக்குத் தெரிகின்றன.

நியூ செஞ்சுரி புத்தக நிறுவன மேலாண்மை இயக்குநரும் பொதுமேலாளரும் நூலுக்கு எதிர்பார்த்ததைவிட அதிக வரவேற்பு இருப்பதாகக் கூறினார்கள். மகிழ்ச்சியாக இருந்-தது.

உனக்கிருப்பது மூளையா? களிமண்ணா? என்கிற கேள்வி அடிக்கடி கேட்கப்படுவதுண்டு. இரண்டிற்கும் நெகி-ழித் தன்மையில் ஒற்றுமை யுண்டு (ப. 178). இரண்டும் நெகிழித் தன்மையில் ஒற்றுமை பெற்றிருப்பதை நூலாசிரியர் நயம்படக் கூறுகின்றார். நமக்கிருப்பது எது என்பதை அறிய எல்லோருக்கும் ஆர்வம் இருக்கும்தானே! அதனால் மூளைக்குள் சுற்றுலாவுக்கு நல்ல வரவேற்பும் இருக்கும்.

அண்மையில் மூளைக்குள் சுற்றுலா செய்த நூல்களில் ஆகச்சிறந்த நூல் மூளைக்குள் சுற்றுலா. உண்மை! வெறும் புகழ்ச்சி இல்லை.

14. மனிதம் தழைத்தோங்கும் தமிழ்நாடு!

இந்தியாவிலேயே முதன்முறையாகத் தமிழ்நாட்டில் 2008 ஆம் ஆண்டு கலைஞர், மூளைச்சாவு அடைந்தவர்களின் உடலுறுப்பு தானம் பெறும் மகத்தான திட்டத்தினைத் தொடங்கி வைத்தார். அதன் தொடர்ச்சியாகப் பொதுமக்க-ளுக்கு விழிப்புணர்வு ஏற்படுத்தும் விதமாக, உடல் உறுப்-புகளைத் தானம் செய்பவர்களுக்கு, இறுதி நிகழ்வின்போது அரசு மரியாதை அளிக்கப்படும் என்று கடந்த ஆண்டு செப்டம்பரில் முதலமைச்சர் மு.க.ஸ்டாலின் அறிவித்தார். இத்தகைய முன்னெடுப்புகளால், தமிழ்நாட்டில் உடல் உறுப்-

புகள் தானம் செய்பவர்களின் எண்ணிக்கை கணிசமாக அதிகரித்து வருகிறது.

கடந்த 8 மாதங்களில் 1086 உடல் உறுப்புகள் அரசுக்குத் தானமாகக் கிடைத்துள்ளது. குறிப்பாக முதலமைச்சர் அறிவித்த முதல் 11 மாதத்தில் மட்டும் இதுவரை 192 பேர், உடல் உறுப்புகள் தானம் செய்துள்ளனர். அவர்களிடம் இருந்து சிறுநீரகம், நுரையீரல், இதயம், கல்லீரல், கார்னியா என மொத்தம் 1086 உடல் உறுப்புகள் பெறப்பட்டுள்ளன. இது கடந்த 6 ஆண்டுகளை ஒப்பிடுகையில் சாதனை ஆகும். 2023 ஆம் ஆண்டு 178 நபர்களும், 2022 ஆம் ஆண்டு 156 நபர்களும், 2021 ஆம் ஆண்டு 60 நபர்களும், 2020 ஆம் ஆண்டு 55, 2019 ஆம் ஆண்டு 127 நபர்களும் உடல் உறுப்பு தானம் செய்துள்ளனர். மேலும் இந்த ஆண்டு உடல் உறுப்பு அளிப்பதாக 6775 நபர்கள் உறுதி அளித்துள்ளனர்.

முதலமைச்சர் மு.க.ஸ்டாலின் அவர்களும் தனது உடல் உறுப்புகளைக் கொடையளிக்கப் பதிவு செய்திருப்பதாக, அண்மையில் அமைச்சர் மா.சுப்பிரமணியன் தெரிவித்தார். கழகத் தலைவர் கொளத்தூர் மணி அவர்களின் 75வது பிறந்தநாளை முன்னிட்டு, சென்னை, சேலம், கோவை, திருப்பூர், திண்டுக்கல் உள்ளிட்ட மாவட்டங்களில் நாற்பதுக்கும் மேற்பட்டோர் உடற்கொடை வழங்க முன்வந்து பதிவு செய்துள்ளனர் என்பதும் குறிப்பிடத்தக்கது.

15. ஜாதிகளை கடந்து மாற்றப்படும் உறுப்புகள்

தமிழகத்தில் ஒரு மாதத்துக்கு 30 உடலுறுப்பு மாற்று அறுவைச் சிகிச்சைகள் மேற்கொள்வதற்கு முயற்சிகள் மேற்கொள்ளப்பட்டு வருகின்றன. இதற்காக தமிழகத்தின் பல்வேறு மருத்துவமனை களுடன் ஆலோசித்து வருவதாக சுகாதாரத் துறை அதிகாரிகள் தெரிவிக் கின்றனர்.

மூளைச் சாவு : தமிழ்நாட்டில், 'மூளைச் சாவு அடைந்தோர் உடலுறுப்பு கொடைத் திட்டம்' 2008, அக்டோபரில் தொடங்கப்பட்டது. இந்தத் திட்டம் தொடங்கிய பின் உடலுறுப்புகள் கொடை பெற்று பிற நோயாளிகளுக்குப் பொருத்தப் படுகின்றன.

மூளைச் சாவு அடைந்தவர்களிடம் இருந்து இருதயம், நுரையீரல், கல்லீரல், சிறுநீரகம், கணையம், சிறுகுடல், இருதய வால்வுகள், கண்கள், தோல், இரத்தக் குழாய்கள் ஆகிய 10 உறுப்புகளை கொடையாகப் பெற முடியும். தமிழகத்தில் இதுவரை மூளைச்சாவு அடைந்த 676 பேர் தங்கள் உடலுறுப்புகளை கொடை அளித் துள்ளனர்.

தமிழகத்தில் ஒரு மாதத்துக்கு மூளைச் சாவு அடைந்த 15 முதல் 20 பேரின் உடலுறுப்புகளை அவர்களது உறவினர்கள் கொடையளிக்கின்றனர். ஆனால், மூளைச் சாவு அடைபவர்களின் எண்ணிக்கை இதைவிட பத்து மடங்கு அதிகமாகக் காணப்படுகிறது. மூளைச் சாவு அடையும் அனைவரும் தங்கள் உடலுறுப்புகளை கொடையளிக்க முன்வருவதில்லை. மேலும் உடலுறுப்பு மாற்று அறுவைச் சிகிச்சை களை மேற்கொள்ளும் மருத்துவமனை களின் எண்ணிக்கையும் மிகவும் குறைவாகவே காணப்படுகிறது.

தனியாரும் அரசும் : தமிழகத்தைப் பொருத்தவரை உடலுறுப்பு மற்றும் அறுவைச் சிகிச்சைகளுக்கு அரசு மருத்துவமனைகளைவிட தனியார் மருத்துவமனைகளே அதிகம் தகுதி பெற்றுள்ளன. சிறுநீரக மாற்று அறுவைச் சிகிச்சைகளுக்கு 50-க்கு மேற்பட்ட தனியார் மருத்துவ மனைகள் தகுதி பெற்றுள்ள நிலையில், 5 அரசு மருத்துவ மனைகள் மட்டுமே அந்தப் பட்டியலில் உள்ளன. கல்லீரல் மாற்று அறுவைச் சிகச்சை அரசு மருத்துவமனைகளில் தமிழ்நாட்டிலேயே ஸ்டான்லி அரசு மருத்துவமனையில் மட்டும்தான் நடைபெறு கிறது. இருதயம், நுரையீரல், கணையம் ஆகிய முக்கிய உறுப்புகள் மாற்று அறுவைச் சிகிச்சைகள் எதுவும் தமிழக அரசு மருத்துவமனைகளில் செய்யப்படுவ தில்லை. ஆனால், அரசு மருத்துவமனை களில் மூளைச்-

சாவு அடைவோரின் உடலுறுப்புகள் அதிக அளவில் கொடை யாகப் பெறப்படுவது குறிப்பிடத்தக்கது.

தேவை அதிகம்: இது ஒருபுறம் இருக்க, உடலுறுப்பு மாற்று அறுவைச் சிகிச்சைக்காகக் காத்திருப்போர் எண்-ணிக்கை அதிகரித்துக் கொண்டே இருக்கிறது. உதாரணமாக, தமிழகத்தில் சிறுநீரக மாற்று அறுவைச் சிகிச்சைக்காக 2000 பேர் பதிவு செய்து காத்திருக் கின்றனர். ஒரு மாதத்-துக்கு அதிகபட்சமாக 40 சிறுநீர கங்கள் கொடையாகக் கிடைக் கின்றன. ஆனால், ஒரு மாதத்துக்கு 60 முதல் 70 பேர் சிறுநீரக கொடைக்காக புதிதாக தங்கள் பெயரைப் பதிவு செய்கின்றனர்.

இது குறித்து தமிழ்நாடு மூளைச் சாவு அடைந்தோர் உடலுறுப்பு கொடைத் திட்டத்தின் மாநில ஒருங்கிணைப்பா-ளர் டாக்டர் அமலோற்பவநாதன் கூறியதாவது:

தமிழகத்தில் மூளைச் சாவு அடைந் தோரிடம் இருந்து கொடையாகப் பெறப்பட்ட உடலுறுப்புகள் மாற்று அறுவைச் சிகிச்சை கள் ஒரு மாதத்தில் 15 நடைபெறுகின்றன. தினசரி ஒரு உடலுறுப்பு மாற்று அறுவைச் சிகிச்சை என்ற கணக்-கில் மாதத்துக்கு 30 அறுவைச் சிகிச்சைகளை மேற்கொள்-ளும் நோக்கில் பணியாற்றி வருகிறோம். இதற் காக பல்-வேறு மருத்துவமனைகளுடன் கலந்தாலோசித்து வருகிறோம். பல்வேறு தனியார் மருத்துவமனைகளை உடலுறுப்பு மாற்று அறுவைச் சிகிச்சைகளை மேற் கொள்ள ஊக்குவித்து வரு-கிறோம்.

இதற்காக மாநிலம் முழுவதுமுள்ள மருத்துவமனைகளு-டன் அடிக்கடி ஆலோ சனையில் ஈடுபட்டு வருகிறோம். பொது மக்களுக்கும் உடலுறுப்பு தானம் குறித்த விழிப்பு-ணர்வு அளிக்கப்படுகிறது என்றார்.

3722 உடலுறுப்புகள் கொடை

தமிழகத்தில் 2008ஆம் ஆண்டு முதல் 2015ஆம் ஆண்டு ஜூலை மாதம் வரை 676 பேர் 3722 உடலுறுப்-புகளை கொடை அளித்துள்ளனர்.

0

எத்தனை கருவிகளால் இதயத்தையும், நுரையீரலையும் செயல்பட வைத்தாலும் மூளைக்குத் தேவையான•••••• உயிர்ச்சத்துக்கள் சேரவில்லையென்றாலோ,மூளை அவற்றைப் பயன்படுத்தும் திறன் நின்று போனாலோ ••••••/அது செயலிழந்து ஒரு கட்டத்தில் செயலற்று விடும். அதுதான் மூளைச்சாவு.

மூளைச் சாவு விவரங்கள் ••••••

உடல் உறுப்பு தானம் தற்போது பரவலாகி வருகிறது. சமீபத்தில் இந்தியாவில் எட்டு வயது சிறுமி ஒருவர் மூளைச்சாவு அடைந்தததால் அவருடைய உறுப்புகள் தானம் அளிக்கப்பட்டு பல குழந்தைகல் வாழ்வு பெற்றுள்ளனர். இந்த உறுப்பு தானத்தை மூளைச்சாவு அடைந்தவர் மட்டுமே செய்ய முடியும்.

இதயத் துடிப்பு அகியவைகளை மூளை கட்டுப்படுத்தி வருகிறது. இது பழுதடைந்தால் அப்போது அந்த நோயாளி மூளைச்சாவு அடைந்ததாக கூறப்படுகிறது.

சாலை விபத்து, அல்லது மாரடைப்பு காரணமாக மூளையில் அடிபட்டு மூளை சாவு ஏற்படுகிறது. காயத்தினால் மூளை வீங்கத் தொடங்குகிறது. ஆனால் மண்டை ஓடு எலும்பு மிகவும் கடினமாக இருப்பதால் அந்த வீக்கத்தை தடுத்து மூளைக்கு அழுத்தம் அளிக்கிறது. இருதயத்தில் உள்ள இரத்த அழுத்தத்தை விட மூளை அழுத்தம் அதிகம் ஆகும் போது இதயத்தால் இரத்தத்தை பம்ப் செய்ய முடியாமல் போகிறது.

மூளையில் உள்ள இரத்தத்துக்கு ஆக்சிஜன் கிடைக்காததால் அது ஒரே இடத்தில் நிற்பதால் முதுகெலும்புக்கு செல்லும் மூளையின் கீழ்ப்பகுதி பாதிக்கப்படுகிறது. அதை ஒட்டி அந்த மனிதர் இறந்ததாக கூறப்படுகிறார். மூளைச்சாவு என்பதும் சட்டப்படி இறப்புக்கு சமமாகவே கருதப்படுகிறது. இதனால் மூளைச்சாவு அடைந்தவர்களின் உடல் உறுப்புக்களை தானம் செய்வது சட்டபூர்வமாகிறது.

உடல் உறுப்புக்கள் எடுக்கும் வரை அந்த உறுப்புக்-
களுக்கு மரணம் நேராமல் இருக்க செயற்கை முறையில்
சுவாசம் மற்றும் இதய துடிப்பு தரப்படுகிறது. இதனால்
அந்த உறுப்புக்கள் எடுக்கப்படும் வரையில் ஆக்சிஜன்
ஊட்டப்பட்ட இரத்த ஓட்டம் அந்த உறுப்புக்களுக்கு
கிடைக்கிறது. இதனால் இதயம் துடித்தாலும் அந்த மனிதர்
இறந்து போனவராகவே கருதப்படுகிறார்.

ஒரு மனிதருக்கு மூளைச்சாவு ஏற்பட்டுள்ளதாக நான்கு
பேர் கொண்ட மருத்துவர் குழு மட்டுமே தெரிவிக்க முடியும்.
அவர்கள் அதற்கு முன்பு நோயாளியால் இயந்திர உதவி
இன்றி சுவாசிக்க முடிகிறதா, கண் விழிகள் வெளிச்சத்தை
உணர்கிறதா, உடலில் வலி போன்ற உணர்வுகள் உள்ளதா
போன்றவற்றை இருமுறை பரிசோதிக்க வேண்டும். ஒரு பரி-
சோதனைக்கும் மற்றொன்றுக்கும் இடையில் 6 மணி நேர
இடைவெளி இருக்க வேண்டும். மூளைச்சாவு அடைந்ததாக
அறிவிக்கப்படும் நோயாளிகள் தீவிர சிகிச்சைப் பிரிவில்
சிகிச்சை பெறுபவராக இருத்தல் வேண்டும்.

மூளைச்சாவை மூளைத் தண்டுவடச் சாவு என்றும்
அழைக்கின்றனர். மூளை தனது சுயநினைவு மற்றும்
செயலை இழப்பதையே மூளைச்சாவு என்கின்றனர். ஒரு-
முறை மூளைச்சாவு ஏற்பட்ட பிறகு செயற்கை இயந்தி-
ரங்களின் உதவியால் மட்டுமே இதயத் துடிப்பு உள்ளிட்ட
அனைத்து செயல்களையுமே கட்டளையிட என்ற நிலை
வந்துவிடும். செயற்கை இயந்திரங்கள் மற்றும் வெண்டி-
லேட்டர் உதவியுடன் இதய துடிப்பை உருவாக்க முடியும்.
ஆனால் உடல் அசைவற்ற இந்த நிலையில் வாழ்நாளை
நீட்டிக்க முடியாது. எனவேதான் மூளைச்சாவு ஏற்பட்டுவிட்-
டால் அந்த நபர் இறந்துவிட்டதாக மருத்துவர்கள் கூறுகின்-
றனர்.

என்ன மூளைத் தண்டுவடச் சாவு?

மூளையின் கீழ்ப்பகுதியில்தான் இந்த தண்டுவடம்
அமைந்துள்ளது... முதுகுத்தண்டையும், மூளையையும்
இணைக்கும் இந்த தண்டுதான் நரம்பு மண்டலம், மொத்த

உடலின் அமைப்பு மற்றும் செயல்பாட்டில் முக்கியப்பங்கு வகிக்கிறது. குறிப்பாக மூச்சுவிடுதல், இதயம் துடித்தம், ரத்த அழுத்தம் மற்றும் விழுங்குதல் போன்ற செயல்பாடுகளை தண்டுவடம் கட்டுப்படுத்துகிறது. உடலுக்கு செய்திகளை அனுப்புவதிலும் இதன் பங்கு அளப்பறியது.

மூளைச்சாவு ஏற்படும்போது இந்த அனைத்து செயல்களும் முடங்கிவிடுகிறது. சுய நினைவு இழந்த அந்த நபரின் இந்த செயல்பாடுகள் மீண்டும் திரும்பாது என்பதால்தான் மூளைச்சாவு ஏற்பட்ட நபர் இறந்துவிட்டதாக அறிவிக்கப்படுகிறார்.

மூளைச்சாவுக்கான காரணங்கள்;

மூளைக்குச் செல்லும் ரத்தம் அல்லது ஆக்ஸிஜன் நிறுத்தப்படும்போது மூளைச்சாவு ஏற்படுகிறது.

மாரடைப்பு - இதயத்துடிப்பு நிற்கும்போது மூளைக்கு செல்லும் ரத்த ஓட்டம் நின்றுவிடுவதால் மூளைக்கு செல்லும் ஆக்ஸிஜன் நிறுத்தப்படுகிறது.

பக்கவாதம் - மூளைக்கு செல்லும் ரத்தமானது நிறுத்தப்படும்.

ரத்தக்கட்டிகள் - ரத்த நாளங்களில் கட்டிகள் உருவாகும்போது அது ரத்தம் சீராக பாய்வதைத் தடுப்பதால் உடல் முழுவதுமே ரத்தஓட்டம் தடுக்கப்படும்.

இதுதவிர, தலையில் பலத்த காயம் ஏற்படுதல், மூளையில் ரத்தக்கசிவு, மூளையில் ஏற்படும் வீக்கம் மற்றும் மூளைக்கட்டிகளும் மூளைச்சாவுக்கு காரணமாக அமையும்.

கோமாவும் மூளைச்சாவும் ஒன்றா?

கோமா நிலையில் கண்கள் எப்போதும் மூடியபடி சுயநினைவின்றி கிடப்பர். அந்த நபரால் சூழ்நிலைக்கு ஏற்றவாறு செயல்பட, பதிலளிக்க முடியாது. இதில் பாதிக்கப்பட்ட நபரின் மூளையானது செயல்பாட்டில் இருக்கும். ஏற்பட்ட காயத்தின் தன்மையை பொருத்து குணமாகும் காலம் மாறுபடும். இந்த பிரச்னை சிலருக்கு தற்காலிகமாகவும், சிலருக்கு நிரந்தரமானதாகவும் இருக்கலாம்.

கோமா நோயாளியின் தண்டுவடம் சில நேரங்களில் இயங்கும். ஆனால் மூளைச்சாவு ஏற்பட்டவரின் தண்டுவடம் மீண்டும் இயங்க வாய்ப்பே இல்லை. எனவேதான் மூளைச்-சாவு ஏற்பட்டவரின் உடல் உறுப்புகள் பெரும்பாலும் தானம் செய்யப்படுகின்றன.

மூளை மரணம் என்றால் என்ன? அதை மாற்ற முடியா-ததா?

மூளை மரணம் என்பது மிகவும் பொருத்தமான மருத்துவ நிகழ்வுகளில் ஒன்றாகும், இது ஒரு நபர் புத்துயிர் பெறுவதை நிறுத்தும் புள்ளியை தீர்மானிக்க ஒரு அளவுகோலாக செயல்படும் நிலை என்பதால். விதிவிலக்கான வழக்குகள் இரு

மூளை மரணம் என்பது மிகவும் பொருத்தமான மருத்துவ நிகழ்வுகளில் ஒன்றாகும்,

இது ஒரு நபர் புத்துயிர் பெறுவதை நிறுத்தும் புள்ளியை தீர்மானிக்க ஒரு அளவுகோலாக செயல்படும் நிலை என்ப-தால். விதிவிலக்கான வழக்குகள் இருந்தாலும், பொதுவாக, மூளை மரணம் என்பது நாம் "மரணம்" மூலம் பிரபலமாக புரிந்துகொள்வது, உலர வைப்பது.

5 அணுகுமுறைகள்"

மூளை மரணம் என்றால் என்ன?

மரணத்தைப் பற்றி நாம் நினைக்கும் போது, வழக்கமாக அதிகமாகவோ அல்லது குறைவாகவோ நீடித்த செயல்மு-றையைப் பற்றி நாம் நினைப்போம், அதில் சிறிது சிறிதாக நம் இதயம் துடிப்பதை நிறுத்துகிறது மற்றும் நம் நுரையீரல் வேலை செய்வதை நிறுத்துகிறது. மரணத்தை குறிக்க காலா-வதியானது அல்லது கடைசி மூச்சை வெளியேற்றுவது போன்ற வெளிப்பாடுகள் மரணத்தை பார்க்கும் இந்த வழிக்-கான தெளிவான குறிப்பு.

இருப்பினும், இன்று கார்டியோஸ்பைரேட்டரி செயல்பா-டுகளை நிறுத்த முடியும் மற்றும் இயந்திர ஆதரவுகளுக்கு நன்றி செலுத்தி உயிருடன் இருக்க முடியும் என்று அறியப்-படுகிறது. இருப்பினும், ஒரு நபரின் மரணம் மற்றும் மூளை-

---

மூளைச்சாவு விவரம்

யின் செயல்பாட்டின் முடிவை திட்டவட்டமாக பிரதிபலிக்கும் மற்றொரு அம்சம் உள்ளது. மூளை மரணம் பற்றி பேசுகிறோம்.

ஒரு நபரின் மூளை மரணம் நிகழும் போது கருதப்படுகிறது அனைத்து மூளை செயல்பாடுகளின் முழுமையான மற்றும் மாற்ற முடியாத நிறுத்தம், அரைக்கோளங்கள் மற்றும் மூளை அமைப்பு இரண்டிலும். முழுமையான மற்றும் மீளமுடியாத நுணுக்கங்களை கணக்கில் எடுத்துக்கொள்வது முக்கியம், ஏனென்றால் பல்வேறு வகையான மூளைக் காயங்கள் மீளக்கூடிய ஒத்த அறிகுறிகளை ஏற்படுத்தும் திறன் கொண்டவை அல்லது செயல்பாடுகளை ஓரளவு நிறுத்துவதை மட்டுமே எடுத்துக் கொள்ளலாம்.

எனவே, மூளை மரணம் கண்டறியப்படுவதற்கு, மீட்கப்படுவதற்கான சாத்தியம் இல்லை என்பதை சான்றளிக்க வேண்டியது அவசியம், இதற்காக, சரிபார்ப்பு சோதனைகள் மற்றும் அதிக முறையான நெறிமுறைகளின் பயன்பாடு தேவை.

மூளை மரணம் பொதுவாக பாரிய மூளை சேதத்தால் ஏற்படுகிறது, குறிப்பாக மூளை அமைப்பு காயமடையும் போது (சுவாசம் மற்றும் இதய துடிப்பு போன்ற அம்சங்களை ஒழுங்குபடுத்தும் பொறுப்பு). மூளை இறப்புக்கான பொதுவான காரணங்களில் ஒன்று, உள்விழி அழுத்தம் சிஸ்டாலிக் இரத்த அழுத்தத்தை மீறும் போது ஏற்படுகிறது, இது மூளையில் இரத்த ஓட்டம் நிறுத்தப்படுவதில் உச்சக்கட்டத்தை அடைகிறது. இந்த நிலையில், பொதுவாக ஆக்ஸிஜன் மற்றும் ஊட்டச்சத்துக்கள் நிறைந்த இரத்தம் மூளைக்கு எட்டாது, எனவே இது ஹைபோக்ஸியா காரணமாக வேலை செய்வதை நிறுத்துகிறது.

நோய் கண்டறிதல்: சரிபார்க்க முக்கிய அம்சங்கள்

மூளை இறப்பைக் கண்டறிவது எளிதல்ல, இதற்காக பல்வேறு நெறிமுறைகள் மூலம் வெவ்வேறு மூளை செயல்பாடுகள் இல்லை என்பதை நிரூபிக்க வேண்டியது அவசியம். குறிப்பாக, குறைந்தது இரண்டு வெவ்வேறு சிறப்பு

மருத்துவர்கள் நோயாளியின் பரிசோதனையை மேற்கொள்ள வேண்டும், குறைந்தபட்சம் இரண்டு உடல் பரிசோதனைகள் மற்றும் இரண்டு எலக்ட்ரோஎன்செபலோகிராம்களை சரி-யான நேரத்தில் பிரிக்க வேண்டும்.

ஒரு வருடத்திற்குக் குறைவான குழந்தைகளின் நிகழ்வு-களில், அவதானிப்பு காலம் வழக்கமாக நீளமானது, அவற்-றின் மூளை அதிக முதிர்ச்சியடையாததால் அதிக அளவு சரிபார்ப்பு மற்றும் இவற்றின் மறுபடியும் மறுபடியும் தேவைப்-படுகிறது. இது நரம்பியல் பரிசோதனை செய்ய அதிக செலவு ஆகும்.

மூளை இறப்பைக் கண்டறிய, இதுபோன்ற சரிபார்ப்பை அனுமதிக்கும் நிலைமைகளில் பொருள் இருக்கிறதா என்-பதை கணக்கில் எடுத்துக்கொள்வது அவசியம். இதற்காக, உடலில் இருதய சுவாச ஸ்திரத்தன்மை இருக்க வேண்டும், இயற்கையாகவோ அல்லது செயற்கை வழிமுறைகள் மூல-மாகவோ, இரத்தத்தில் போதுமான அளவு ஆக்ஸிஜனேற்றம் இருக்க வேண்டும். **மற்றும் தாழ்வெப்பநிலை இல்லாததை பிரதிபலிக்கும் வெப்பநிலை நிலை** (இது மூளை இறப்புக்கு ஒத்த அறிகுறிகளை ஏற்படுத்தும்). இந்த கடைசி அம்சத்-தில், உடல் குறைந்தது 32° C க்கு மேல் இருக்க வேண்டும்.

அத்துடன் **உயிரினம் போதை நிலையில் இருப்பதாக நிராகரிக்க வேண்டியது அவசியம்** மருந்துகள் காரணமாக அல்லது சைக்கோட்ரோபிக் மருந்துகளின் விளைவுகளின் கீழ், சில பொருட்கள் வெளிப்படையான மரணத்தை ஏற்ப-டுத்தக்கூடும், மேலும் ஒரு மனநோய் அல்லது மனச்சோர்வு வகையின் பல பொருட்கள் கூட வெவ்வேறு தூண்டுதல்க-ளுக்கான பதில்களைத் தடுப்பதன் மூலம் தவறாக வழிநடத்-தும். இன்சுலின் கோமா போன்ற வளர்சிதை மாற்ற பிரச்-சினைகள் காரணமாக மாநிலங்களையும் நிராகரிக்க வேண்-டும்.

நரம்பியல் பகுப்பாய்விற்கு முன்னர் இந்த அம்சங்கள் கணக்கில் எடுத்துக் கொள்ளப்பட்டால், பின்வரும் அம்சங்-

களை பகுப்பாய்வு செய்யலாம்.

1. மாற்ற முடியாத மற்றும் வரக்கூடிய கோமா

மூளை இறப்பைக் கண்டறியும் பொருட்டு, பொருள் **அறியப்பட்ட காரணத்தால் கோமாவில் இருக்க வேண்டும்** மற்றும் நன்கு நிறுவப்பட்டவை (எடுத்துக்காட்டாக, தாழ்வெப்பநிலை அல்லது போதை போன்ற அம்சங்களை நிராகரித்தல்). சரிபார்க்க வேண்டிய முக்கிய அம்சங்களில் ஒன்று,

2. மூளை செயல்பாடு: பிளாட் என்செபலோகிராம்

என்செபலோகிராம் மூலம் **மூளை உயிர் மின் செயல்பாடு அளவிடப்படுகிறது**. எனவே, இது தட்டையாகத் தோன்றுவது மூளையின் செயல்பாடு எதுவும் பதிவு செய்யப்படவில்லை என்பதைக் குறிக்கிறது, இது மத்திய நரம்பு மண்டலம் செயல்படுவதை நிறுத்திவிட்டது என்பதைக் காட்டுகிறது.

3. செயற்கை கூறுகளை சார்ந்து சுவாச செயல்பாடுகள்

ஒரு நபரின் மூளை மரணத்தை நிறுவும் போது சரிபார்க்கப்படும் ஒரு அம்சம் என்னவென்றால், அவர்களால் சுவாசிக்க முடியவில்லை. **இதற்காக, மூச்சுத்திணறல் சோதனை பயன்படுத்தப்படுகிறது**, இதன் மூலம் செயற்கை சுவாசம் தற்காலிகமாக நிறுத்தப்படுகிறது

4. சரியான இருதய செயல்பாடுகள் இல்லாதது

இதயம் சொந்தமாக இயங்கவில்லை என்பதை சரிபார்க்க இயந்திர உதவி இல்லாமல், அட்ரோபின் சோதனை பயன்படுத்தப்படுகிறது, சோதனைக்கு அதன் பெயரைக் கொடுக்கும் பொருள் இரத்த ஓட்டத்தில் செலுத்தப்படுகிறது. தங்கள் சொந்த இதயத் துடிப்பு கொண்ட பாடங்களில், இந்த ஊசி என்பது இதயத் துடிப்பின் அதிகரிப்பு மற்றும் முடுக்கம் ஆகியவற்றைக் குறிக்கும்,

5. மூளை அமைப்பிலிருந்து பெறப்பட்ட அனிச்சைகளின் இல்லாமை

மூளை இறக்கும் போது, வெவ்வேறு வகையான தூண்டுதல்களுக்கான வெவ்வேறு பொதுவான அனிச்சைகளும் எதிர்வினைகளும் இனி தோன்றாது. மூளைத் தண்டு என்பது மூளையின் பகுதி, இது வாழ்க்கைக்கான மிக அடிப்படை-

யான அம்சங்களையும் செயல்பாடுகளையும் ஒழுங்குபடுத்-
துகிறது, இதனால் இந்த பகுதியில் உருவாகும் அனிச்சை-
கள் மிக அடிப்படையானவை, எனவே அதன் இல்லாமை
மூளை இறப்பு இருப்பதைக் குறிக்கிறது.

பூட்டப்பட்ட நோய்க்குறியில் மற்றொரு தொடர்புடைய
அம்சத்தைக் காணலாம். இந்த விசித்திரமான நோய்க்கு-
றியில் இந்த பொருள் எந்தவிதமான தூண்டுதல் எதிர்வி-
னையையும் முன்வைக்கவில்லை, ஆனால் அவரைச் சுற்றி
என்ன நடக்கிறது என்பதை முழுமையாக அறிந்திருக்கிறது.
சில சந்தர்ப்பங்களில் அவர்கள் கண்களை நகர்த்தலாம்.
இது பொதுவாக மூளை தண்டு காயங்கள், அதிகப்படியான
மருந்துகள் அல்லது வாஸ்குலர் பிரச்சினைகள் அல்லது
விபத்துகளிலிருந்து மூளைக்கு சேதம் ஏற்படுவதால் ஏற்படு-
கிறது.

மூளை ஒரு குறுகிய காலத்திற்கு இறந்துவிடுகிறது என்-
பதையும், செயல்பாட்டை நிறுத்துவதற்கான காரணம் மீளக்-
கூடியது மற்றும் மூளை மீண்டும் செயல்படுத்தப்பட்டால்
நோயாளி குணமடைவதையும் கண்டறிய முடியும், ஆனால்
கொள்கையளவில் மூளை மரணம் கருத்தியல் ரீதியாக ஒரு
உள்ளது என்று கருதுகிறது அந்த நிலையில் மாற்ற முடியாத
தன்மை. ஆகவே குறைந்தபட்சம் தற்போதைய நேரத்தில்
(இது எதிர்காலத்தில் சாத்தியமில்லை என்று தோன்றினா-
லும், விஞ்ஞான ஆராய்ச்சி ஒரு மூளையின் செயல்-
பாட்டை மீட்டெடுப்பதற்கான வழிகளைக் கண்டறியக்கூடும்,
அது பாதுகாக்கப்பட்டால் ஏற்கனவே இறந்துவிட்டது) மூளை
மரணம் அதாவது வாழ்க்கையின் முடிவு.

உறுப்பு தானம்

நோயாளியின் மூளை மரணம் கண்டறியப்பட்டவுடன்,
செயற்கை வாழ்க்கை ஆதரவு துண்டிக்கப்படலாம். இருப்பி-
னும், நோயாளி உறுப்புகளை தானம் செய்ய விரும்பினால்
அல்லது அவர்களது குடும்ப உறுப்பினர்கள் அவ்வாறு
செய்ய அனுமதி வழங்கியிருந்தால், இந்த உறுப்புகளை
பிரித்தெடுத்து நடவு செய்யலாம், இதயம் போன்ற செயற்-

கையாக பராமரிக்கப்படும் உறுப்புகள் உட்பட.

இது சம்பந்தமாக, உறுப்பு செயல்பாட்டில் இருந்தால் மட்-டுமே, அவற்றில் சில நன்கொடை சாத்தியமாகும் என்-பதை நினைவில் கொள்ள வேண்டும், உறுப்பு உயிருடன் இருக்கும்போது மரணத்திற்குப் பிறகு நேரடியாக இடமாற்றம் செய்ய வேண்டும். இந்த காரணத்திற்காக, இது அவசரத்-துடன் உருவாக்கப்பட்ட ஒரு செயல்முறையாகும், இது ஒரு நபர் "புத்துயிர் பெறுவதை" எந்த கட்டத்தில் நிறுத்துகிறார் என்பதை தீர்மானிக்கும் நேரத்தில் ஒரு அழுத்தத்தை ஒரு பகுதியாக கருதுகிறது.

வாழ்க்கை இல்லாத உறவினர் - மூளை இறப்பு நிகழ்வு தீர்மானிக்க மிக முக்கியமான கூறு என்று நமக்கு மட்டு-மல்ல **ஒரு** நபர் உயிருடன் இருக்கிறாரா இல்லையா என்-பது மூளை செயல்பாட்டில் இல்லை.

மேலும், மரணத்திலிருந்து வாழ்க்கையை பிரிக்கும் வரி ஒரு கட்டத்தில் ஒருவர் நினைப்பது போல் தெளிவாக இல்லை என்பதையும், அது ஓரளவு உறவினர் என்பதையும் இது காட்டுகிறது. சரியான தொழில்நுட்ப வழிமுறையுடன், மூளை திசுக்கள் மோசமடையாத வரை நடைமுறையில் யாரையும் புதுப்பிக்க முடியும் மற்றும் தொடர்புடைய நியூ-ரான்களின் பல குழுக்களை ஒரே நேரத்தில் மீண்டும் செயல்படுத்த ஒரு வழி கண்டறியப்பட்டது. இதயத் துடிப்பு இல்லாதது யாரோ விட்டுச் சென்றது, ஒருபோதும் திரும்பி வரக்கூடாது என்பதற்கான புறநிலை அறிகுறி அல்ல, அது இருக்க வேண்டும் என்பதில் அர்த்தமில்லை.

ஒருவர் முழுமையான கோமா நிலை, வலியை உணர முடியாத நிலை, சுவாசக்கருவியின் உதவியுடன் சுவாசித்தல், சுயநினைவு திரும்பாதிருத்தல், மூளைக்கு ரத்தம் செல்லா-மல்... இருக்கும் நிலைஆகியவற்றையே மூளைச்சாவு என்-கிறார்கள்.

தானம்

மூளைச்சாவு ஏற்பட்ட நிலைகளில் உள்ள நோயாளி-களைக் குணப்படுத்துவது கடினம். மூளைச்சாவு ஏற்பட்ட-

வர்களின் உறுப்புகளை எடுத்து மற்றவர்களுக்குப் பொருத்-தினால், உறுப்புகள் பழுதடைந்த நிலையில் உள்ளவர்கள் மறுவாழ்வு பெறமுடியும். கல்லீரல், இதயம், நுரையீரல், சிறு-நீரகம், கணையம், சிறுகுடல் போன்ற உறுப்புகளையும், கண்கள், இதய வால்வுகள், தோல், எலும்பு போன்றவற்றின் திசுக்களையும் தானம் செய்யலாம்.

மூளையின் கீழ்ப்பகுதி முதுகெலும்புடன் இணைக்கப்பட்-டிருக்கும், இதன் மூலம் அனைத்து மனிதர்களின் மூச்சு விடுவது, இரத்த அழுத்தம், மற்றும் இதயத் துடிப்பு அகிய-வைகளை மூளை கட்டுப்படுத்தி வருகிறது. இது பழுதடைந்-தால் அப்போது அந்த நோயாளி மூளைச்சாவு அடைந்த-தாக கூறப்படுகிறது.

உடல் உறுப்புக்கள் எடுக்கும் வரை அந்த உறுப்புக்-களுக்கு மரணம் நேராமல் இருக்க செயற்கை முறையில் சுவாசம் மற்றும் இதயத் துடிப்பு தரப்படுகிறது. இதனால் அந்த உறுப்புக்கள் எடுக்கப்படும் வரையில் ஆக்சிஜன் ஊட்டப்பட்ட இரத்த ஓட்டம் அந்த உறுப்புக்களுக்கு கிடைக்கிறது. இதனால் இதயம் துடித்தாலும் அந்த மனிதர் இறந்து போனவராகவே கருதப்படுகிறார்.

"மூளை என்பது நரம்பு மண்டலத்தின் தலைமையகம். சுவாசம், உணர்ச்சிகள், செயல்பாடுகள் என எல்லாமே மூளையின் கட்டுப்பாட்டில்தான் நடந்து வருகின்றன.

சாலை விபத்து, அல்லது மாரடைப்பு காரணமாக மூளை-யில் அடிபட்டு மூளை சாவு ஏற்படுகிறது. காயத்தினால் மூளை வீங்கத் தொடங்குகிறது. ஆனால் மண்டை ஓடு எலும்பு மிகவும் கடினமாக இருப்பதால் அந்த வீக்கத்தை தடுத்து மூளைக்கு அழுத்தம் அளிக்கிறது. இருதயத்தில் உள்ள இரத்த அழுத்தத்தை விட மூளை அழுத்தம் அதிகம் ஆகும் போது இதயத்தால் இரத்தத்தை பம்ப் செய்ய முடி-யாமல் போகிறது.

மூளையில் உள்ள இரத்தத்துக்கு ஆக்சிஜன் கிடைக்-காததால் அது ஒரே இடத்தில் நிற்பதால் முதுகெலும்புக்கு

செல்லும் மூளையின் கீழ்ப்பகுதி பாதிக்கப்படுகிறது. அதை ஒட்டி அந்த மனிதர் இறந்ததாக கூறப்படுகிறார். மூளைச்- சாவு என்பதும் சட்டப்படி இறப்புக்கு சமமாகவே கருதப்- படுகிறது. இதனால் மூளைச்சாவு அடைந்தவர்களின் உடல் உறுப்புக்களை தானம் செய்வது சட்டபூர்வமாகிறது.

உடல் உறுப்புக்கள் எடுக்கும் வரை அந்த உறுப்புக்- களுக்கு மரணம் நேராமல் இருக்க செயற்கை முறையில் சுவாசம் மற்றும் இதயத் துடிப்பு தரப்படுகிறது. இதனால் அந்த உறுப்புக்கள் எடுக்கப்படும் வரையில் ஆக்சிஜன் ஊட்டப்பட்ட இரத்த ஓட்டம் அந்த உறுப்புக்களுக்கு கிடைக்கிறது. இதனால் இதயம் துடித்தாலும் அந்த மனிதர் இறந்து போனவராகவே கருதப்படுகிறார்.

பொதுவாக இறப்பு என்பதை நாம் எதை வைத்து கணிக்- கிறோம்? இதயத்துடிப்பு நின்று விட்டால் இறந்ததாகப் பொருள் கொள்வது நம் எல்லோருக்கும் இருக்கும் பொது- வான பார்வை. இதயத் துடிப்பு நின்று விடுவதற்கு முன்பே மூளை முற்றிலுமாக செயலிழந்து விடுவதற்கு பெயர் மூளைச்சாவு. அன்றாட செய்தித்தாள்களில் 'சாலை விபத்- தில் வாலிபருக்கு மூளைச்சாவு' என்பது போன்ற செய்தி- களை அதிகம் வாசித்திருப்போம். அப்படியாக, தலையில் ஏற்படும் பலத்த அடி காரணமாக மூளைச்சாவு ஏற்படுகிறது.

உடலின் அத்தனை அசைவுகளுக்குமான கட்டளைகள் மூளையிலிருந்தே பிறக்கின்றன. அப்படி இருக்கையில் ஒரு- வருக்கு மூளைச்சாவு ஏற்பட்டுள்ளது உறுதிப்படுத்தப்பட்டு விட்டால், அவரது மற்ற உறுப்புகளை தானமாக பெற்று தேவைப்படுபவர்களுக்கு பொருத்துவது தவிர்த்து, வேறு எது- வும் செய்ய இயலாது. 2008ம் ஆண்டு, சாலை விபத்தில் மூளைச்சாவு ஏற்பட்ட ஹிதேந்திரன் என்கிற பள்ளி மாண- வனின் இதயம் அபிராமி என்கிற சிறுமிக்கு பொருத்தப்- பட்டதை இங்கே நினைவு கூறலாம். மூளைச்சாவு குறித்து மேலும் விரிவாக விளக்குகிறார் நரம்பியல் அறுவை சிகிச்சை மருத்துவர் எல்.முருகன்…

“மூளை என்பது நரம்பு மண்டலத்தின் தலைமையகம். சுவாசம், உணர்ச்சிகள், செயல்பாடுகள் என எல்லாமே மூளையின் கட்டுப்பாட்டில்தான் நடந்து வருகின்றன.

மூளையில் இருக்கும் லட்சக்கணக்கான நுண்ணிழைக-ளில் ஏற்படும் சிறு பாதிப்புகள் கூட மனநலம் தொடர்பான பல பிரச்னைகளுக்கு காரணமாகலாம். தலையில் ஏற்படுகிற பலத்த அடியே மூளைச்சாவுக்கு மிக முக்கியக் காரணம். அதனால்தான் விபத்துக்கு உள்ளானவர்களுக்கே அதிக அளவில் மூளைச்சாவு ஏற்படுகிறது. அதிக மாத்திரைகள் உட்கொள்ளுதல், சிறுநீரக செயலிழப்பு, கல்லீரல் செய-லிழப்பு, விஷம் குடித்தல் ஆகியவற்றின் காரணமாகவும் மூளைச்சாவு ஏற்படலாம். அவை மிகவும் அரிதானவை.

மூளைச்சாவை உறுதிப்படுத்துவதற்காக சில வழிமுறை-களை மேற்கொள்கிறோம். நோயாளியின் கண்ணில் டார்ச் அடிக்கும் போது கருவிழிக்குள் இருக்கும் கண்மணி (றிu-ஜீவீறீ) சுருங்குகிறதா என சோதிப்போம். சுருங்கினால் மூளைச் செயல்பாட்டில் இருப்பதாகப் பொருள். சுருங்காத நிலையில், தலையை இரு புறமும் திருப்பிப் பார்க்கும் ஞிஷீறீ ணிஹ்மீ விஷீஸ்மீனீமீஸீtஐ மேற்கொள்வோம். தலையை எந்தப் புறம் திருப்பினாலும் கண் ஒரே நிலையில் இருந்தால் மூளை செயலிழந்து விட்டதாக பொருள். அடுத்-ததாக நோயாளிக்கு வலி கொடுத்து உணர்ச்சிகள் இருக்-கிறதா எனச் சோதிப்போம். நோயாளியின் காதில் குளிர்ந்த நீர், சூடான நீரை ஊற்றும்போது எந்த வித அசைவுகளும் இல்லாதிருந்தால், அடுத்த கட்டமாக கிஜீஸீமீணீ ஜிமீstஐ செய்வோம்.

மூளை செயலிழந்து விட்டாலும், சில நிமிடங்கள் வரை-யிலும் இதயம் செயல்பாட்டில் இருக்கும். மூளைச்சாவு ஏற்-பட்டவர்களால் சுவாசிக்க முடியாது. ஆக்சிஜன் கிடைக்கப் பெறாததால் சிறிது நேரத்தில் இதயமும் தன் செயல்பாட்டை இழந்து விடும். இப்போது தொழில்நுட்பங்கள் வளர்ந்து விட்ட நிலையில் மூளைச்சாவு ஏற்பட்டாலும் வென்டிலேட்-

டரின் மூலம் செயற்கை சுவாசத்தால் இதயத்துக்கு ஆக்சி-
ஜன் அளித்து செயல்பட வைக்க முடியும். வென்டிலேட்டர்
வழியாக சென்று கொண்டிருக்கும் ஆக்சிஜன் இணைப்பை
குறிப்பிட்ட கால அளவுக்கு துண்டித்து விடுவோம். அப்-
படியும் நோயாளி சுவாசிக்கவில்லையென்றால் ....அடுத்த
6லிருந்து 12 மணி நேரத்துக்குள் இன்னுமொரு முறை
இதே சோதனையை மேற்கொள்வோம். அப்போதும் சுவா-
சிக்கவில்லை என்றால்தான் மூளைச்சாவு உறுதியாகும்.

ஒரு மருத்துவர் மட்டும் சோதிக்கும் நிலையில் ஏதேனும்
தவறு நேர வாய்ப்பிருப்பதால் இரண்டாம் கட்ட பரிசோ-
தனையை வேறொரு மருத்துவர் மேற்கொள்வார். இருவர்
சோதித்தும் சுவாசம் திரும்பாத நிலையில்தான் மூளைச்சாவு
உறுதியாகும். மூளைச்சாவு உறுதிப்படுத்தப்பட்டு விட்டால்,
கிட்டத்தட்ட அது இறப்புதான். இனி அவரால் எந்தக்
காலத்திலும் எழுந்து வர முடியாது. மூளை இறந்தாலும்
**இதயம், கல்லீரல், கணையம், கண் மற்றும் பிற பாகங்கள்
உயிர்ப்போடுதான் இருக்கும்.**

அவரது உறவினர்கள் விருப்பம் தெரிவித்தால் அவ்வுறுப்-
புகள் தானமாக ஏற்றுக் கொள்ளப்படும். மூளைச்சாவு ஏற்-
பட்டு சில மணி நேரங்களுக்குள் இவையெல்லாம் நடந்தால்
மட்டுமேதான் மற்ற உறுப்புகளை பயன்படுத்திக் கொள்ள
முடியும். உடல் முழுதும் நோய்த்தொற்று உள்ளவர்களின்
உறுப்புகளை பயன்படுத்த முடியாது" என்கிறார் முரு-
கன்.மூளைச்சாவு என்பது நோய் அல்ல... விபத்து. சாலைப்
பயணம் தொடங்கி நமது அன்றாட செயல்பாடுகள்
அனைத்திலும் எச்சரிக்கை உணர்வுடன் செயல்படுதல் மட்-
டுமே மூளைச்சாவு ஏற்படாமல் இருப்பதற்கான வழி!

ஒருவர் கோமாவுக்கு படிப்படியாகத்தான் போக வேண்டும்
என்று இல்லை. பிரச்னை தீவிரமானதாக இருந்தால், நேர-
டியாகவே கோமாவுக்குச் செல்வர்.

கோமா என்றால் என்ன?

கோமா என்பதை எழுப்ப முடியாத ஆழ்ந்த உறக்கநிலை எனலாம். உடலில் எந்த ஓர் ஆழமான தூண்டுதலும் எந்த ஒரு செயல்பாடும் இல்லையெனில், அப்படி இருப்பவரை கோமாவில் இருக்கிறார் என்கிறோம். அதாவது, இதயத்-துடிப்பு, ரத்த ஓட்டம், மூளையின் சில செயல்பாடுகள் போன்ற உயிரோட்டத்துக்குத் தேவையான விஷயங்கள் மட்-டும் இருந்துகொண்டு எந்த ஒரு புறச்சூழல் உணர்வும் இல்-லாமல் இருப்பதுதான் கோமா.

ஒருவர் கோமாவுக்கு படிப்படியாகத்தான் போக வேண்டும் என்று இல்லை. பிரச்னை தீவிரமானதாக இருந்தால், நேர-டியாகவே கோமாவுக்குச் செல்வர். அதேபோல கோமாவில் இருந்து மீண்டு வரும்போதும் படிப்படியாகவும் வெளியே வரலாம். கோமாவுக்கும் மூளைச்சாவுக்கும் ஒரு வித்தியாசம் உண்டு. மூளைச்சாவின்போது மூளையிலுள்ள அடிப்படை-யான அனிச்சை செயல்கள் வேலை செய்யாது. சுவாசமி-ருக்காது என்பதால் அவர்களை வென்டிலேட்டரில் வைத்தி-ருப்பார்கள். ஆனால், இதயத்துடிப்பு இருக்கும்.

கோமாவில் உடலில் சிறு அசைவுகள் இருக்கலாம், முற்-றிலுமாகவும் நிரந்தரமாகவும் பாதிக்கப்பட்டுவிட்டது என்று கூற முடியாது. கோமாவை அடைந்தவர் மீண்டு வரவே மாட்டார் என்று தெரிந்தால், அவரை மூளைச்சாவு அடைந்தவர் என்று மருத்துவர்கள் அறிவிக்கின்றனர். அப்-படி அறிவிக்கவே பல்வேறு பரிசோதனைகள் உள்ளன.

இந்தப் பரிசோதனைகளை மருத்துவமனையின் கண்கா-ணிப்பாளர், சிறப்பு மருத்துவர், மூளை நரம்பியல் மருத்து-வர் அல்லது அறுவைசிகிச்சை மருத்துவர் இணைந்து செய்-துதான், `மூளைச்சாவு அடைந்துவிட்டார்' என அறிவிக்க வேண்டும் என்ற சட்ட விதிகள் உள்ளன. மூளை நரம்பி-யல் மருத்துவர் இல்லாதபட்சத்தில் ஒரு மருத்துவர் மற்றும் மயக்கவியல் மருத்துவர் இணைந்தும் அறிவிக்கலாம் என்று பின்னால் திருத்தம் கொண்டு வரப்பட்டது.

கோமா என்பது சில நாள்களிலிருந்து சில வருடங்கள் வரைகூட நீடிக்கலாம்.

கோமா ஏற்பட காரணங்கள்:

கோமா ஏற்பட்டால் பெருமூளை என்று புறப்பகுதியும் நடுப்பகுதியும் சேர்ந்தோ, ஒன்று மட்டுமோ பாதிக்கப்பட்டி-ருக்க வேண்டும். இதற்குப் பல்வேறு காரணங்கள் உள்ளன. அவற்றுள் முக்கியமானவை பக்கவாதம், (மூளையில் ரத்-தக்குழாய் அடைப்பு அல்லது ரத்தக்கசிவு), மண்டையில் அடிபட்டு, மூளை பாதிக்கப்படுதல், மூளைக்காய்ச்சல் மருந்-துகளை அதிகமாக உட்கொள்ளுதல், ரத்தத்தில் சர்க்கரை அளவு குறைதல் மற்றும் அதிகரித்தல், ரத்தத்தில் ரசாயன மாற்றங்கள் எனப் பல காரணங்கள் உள்ளன.

கோமா வந்தால் என்ன நடக்கும்?

கோமாவில் இருப்பவருக்கு எந்த நினைவும் இருக்காது. பெரும்பாலும் எந்த அசைவும் இருக்காது. அவர்களைக் கவனமாகப் பார்த்துக்கொள்வதுதான் முக்கியம். அவர்க-ளுக்கு குழாய் மூலம் உணவளிப்பது, படுத்தே இருப்பதால் நீர் கோத்து உடலில் புண் வராமல் பார்த்துக்கொள்வது, எச்-சில் புரையேறி நுரையீரலில் கிருமித் தொற்று ஏற்படுவது மற்றும் கண்கள் காய்ந்துபோவது போன்றவற்றைக் கவனித்து தக்க தவிர்ப்பு நடவடிக்கைகளை எடுப்பது போன்றவற்றைச் செய்ய வேண்டும்.

கோமா என்பது சில நாள்களிலிருந்து சில வருடங்கள் வரைகூட இருக்கலாம். அதிகபட்சமாக உலகில் இதுவரை 42 ஆண்டுகள் கோமாவில் இருவர் இருந்துள்ளனர். அதில் ஒருவர் அமெரிக்காவின் மியாமியைச் சேர்ந்தவர். மற்றொரு-வர் இந்தியாவில் மும்பையைச் சேர்ந்த செவிலியர் அருணா ஷன்பா. அவர் ஒருவனால் பாலியல் வன்கொடுமை செய்-யப்பட்டு பின் கோமாவுக்குச் சென்றவர், கோமாவிலேயே 42 ஆண்டுகளை மருத்துவமனையிலேயே கழித்தார்.

பிற்காலத்தில், அவர் கருணைக்கொலை செய்யப்பட வேண்டும் என்ற கோரிக்கை எழுந்தது. இருந்தாலும், அதை நீதிமன்றம் மறுத்துவிட்டது. பின் 2013-ம் ஆண்டு அவர் இறந்தார். இதுபோன்ற நேரங்களில் கருணைக் கொலை செய்யலாமா என்ற கேள்வி எழுகிறது. இது ஒரு சிக்கலான

விஷயம்தான். ஏனெனில், சிலர் பல ஆண்டுகள் கோமா-வில் இருந்த பின் நினைவு வந்த சம்பவங்களும் நடந்-துள்ளன. மேலும், சில உடல் அசைவுகள் இருப்பதால், அவர் தொடர்ந்து `தாவர நிலை'க்குச் சென்று விட்டாரா என்று முடிவு செய்வதில் பிரச்னை உள்ளது.

கோமாவுக்குச் செல்லும் காரணங்களையும் மூளை பாதிப்பின் அளவையும் வைத்துக்கொண்டு ஓரளவுக்கு கோமாவில் இருந்து வெளிவரும் சாத்தியத்தைக் கூறலாம். அதே வேளையில் அதை உறுதியாகவும் கூறிவிட முடியாது. மூளையின் செயல்பாடுகள் அவ்வளவு எளிதாக யூகிக்-கக்கூடியவை அல்ல. குழப்பங்கள் நிறைந்தவை. இன்னும் கோமாவைப் பற்றிய பல விஷயங்கள் கண்டறியப்படாமலே இருக்கின்றன. அவற்றைக் கண்டறிந்துவிட்டால் கோமா-வையே குணப்படுத்திவிட முடியும். கோமாவும் இயற்கையின் விசித்திரங்களில் ஒன்று.

"மூளை என்பது நரம்பு மண்டலத்தின் தலைமையகம். சுவாசம், உணர்ச்சிகள், செயல்பாடுகள் என எல்லாமே மூளையின் கட்டுப்பாட்டில்தான் நடந்து வருகின்றன.

www.ingramcontent.com/pod-product-compliance
Lightning Source LLC
Chambersburg PA
CBHW040108180526
45172CB00009B/1274
9781639041633